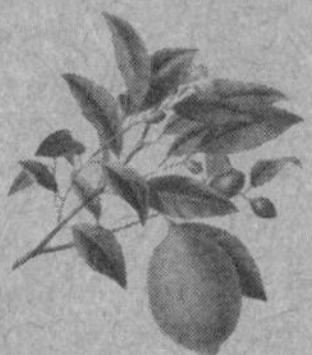

SCURVY

壊血病

医学の謎に挑んだ男たち

スティーブン・R・バウン 著
中村哲也 監修　小林政子 訳

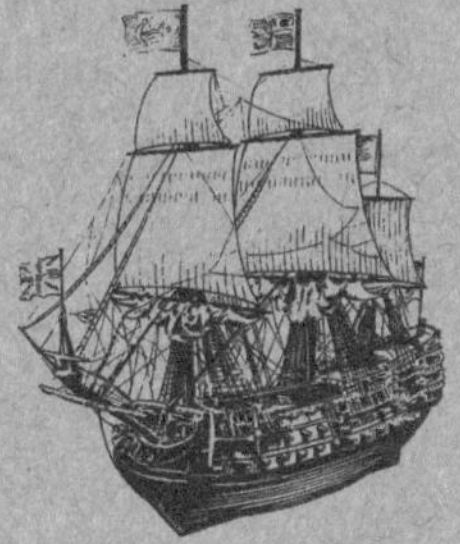

国書刊行会

壊血病

――医学の謎に挑んだ男たち

SCURVY

How a Surgeon, a Mariner, and a Gentleman Solved the Greatest Medical Mystery of the Age of Sail

Japanese translation rights arranged with
Acacia House Publishing Services Ltd
through Japan UNI Agency, Inc., Tokyo

カバー画像：
John Bennett Fine Paintings / The Bridgeman Art Library

目次

装幀　真志田　桐子

壊血病【名・病理学】ビタミンCの欠乏によって起こる病気で、歯茎が腫れて出血する。皮膚に紫色の斑点ができ、衰弱などの特徴がある。パンと塩漬け肉を主食にする船員に症状が出やすい。

序文

アーサー・ジェームズは極度に体力が衰えて帆やマストを飛び回るのはおろか、ロープを手繰り寄せたり、破れた帆を繕うこともできなかった。下へ行けと命じられ、仕方なく這うようにして船底に降りた。船底にはハンモックが吊られ、男たちが横たわっていた。男たちはじわじわと病に蝕まれていた。重症の男は顔色が蒼ざめ、熱があり、意識が朦朧《もうろう》としていた。皮膚は紙にインクのシミが広がったようになり、歯と歯の間に隙間ができ、船の揺れとともに揺れるハンモックの中で丸くなっている。絶望と惨めさで力なく塞ぎ込み、かすかに灯るランプの薄明かりの下でうめき声を上げてじっと死を待っていた。この病は海の病気の中で最も恐れられていた。ある者は寒さで、ある者は飢えと喉の渇きで泣いていた。口の中がただれて食べられないのだ。歯茎はぶよぶよで赤茶色に腫れ上がり、歯はぐらついた。ぜいぜい咳き込み、目はうつろだった。

やがて仲間たちが死んでいった。次から次に死者が出て、遺体を海に投げ込む前にハンモックを縫って葬る暇もなかった。遺体は甲板の下の船室に寝かされていた。放置されたまま青ざめて硬直した遺体をネズミがかじっていた。投げ捨てられるまで甲板にころがっている遺体もあった。船がチリ領内沖合のファン・フェルナンデス諸島の安全な港に辿り着くまで、投げ捨てられた遺体が点々と波間に浮かんでいた。船が港に入ると乗組員は一斉に生野菜や果物を手に入れようとした。

アーサー・ジェームズは恐ろしい壊血病に罹って死んだ大勢の男たちの一人だった。この船はジョージ・アンソン提督のセンチュリオン号で、太平洋上でスペイン船を捕獲する命を受けて一七四一年にホーン岬を回った。前年にポーツマス港から軍艦五隻と小型船一隻で出港したとき乗組員は約二〇〇〇人いたが壊血病で多くの命を奪われた。アンソンの航海で起きたことは歴史上最も悲惨な医学上の災害と受けとめられている。イギリス国民は事態のひどさに驚き、海軍当局は莫大な建設費がかかる軍艦を失ったことで事の重大さを思い知った。この事件がきっかけでイギリスでは壊血病に対する研究が盛んになり、一八世紀末には病気の原因が解明されないままでも治療が講じられるようになった。

壊血病による船員の死者数は、嵐、遭難、戦闘による死者にほかの病気全部を合わせた死者の数より多かった。歴史学者によれば、帆船時代には——コロンブスの航海から一九世紀の蒸気船の発達まで——少なく見積もっても二〇〇万人を越える船員が壊血病で死んだと推測されている。ジャック・カルティエ*からヴァスコ・ダ・ガマ**やフランシス・ドレーク***まで、壊血病はほぼすべての大航海につきまとい、時に猛威をふるった。探検家も、オランダ、イギリスの東インド会社も、ヨーロッパ各国の海軍もこの病を恐れた。ポーツマス港から颯を切って海に滑り出す軍艦も例外ではなかった。七〇〇人を超える船員を載せてブレストの港から反撃に出て、二カ月後にわずか三〇〇人が惨めな姿で戻って来たときもそうだった。残りの船員は海上にいた間に不幸にも「姿の見えない殺人鬼」によって死んだ。塩漬けの豚肉、堅パン、水で割った強い酒《グロッグ》の食事でじわじわと生命は奪われていった。

壊血病になると身体の結合組織の細胞が変性を起こし、歯茎が腫れて出血する、歯がぐらつく、口臭がひどくなる、無気力、倦怠感、衰弱、古い傷口が開く、接骨した骨がはずれるなどの症状が現れる。放っておけば苦しみながらゆっくりと死を待つばかりだ。壊血病は海と船員に共通だが、冬の北国、包囲状態、獄中、凶作などでも見られる——食べ物にアスコルビン酸、すなわち、ビタミンCが欠乏するとどこでも現れる。特に、この時代の長い航海をする船員の職業病になった。それはこの大切なビタミンを豊富に含まれる新鮮な食べ物を運ぶことができなかったからである。壊血病に罹っても回復して仕事に復帰した船員も多くいたが、彼らも船員として長く過ごすあいだに治療費が高いことや船の人手不足などから満足な治療の機会を逸して、結局はこの病気で命を落とす者が大半だった。

＊フランス人探検家。セント・ローレンス川を発見
＊＊ポルトガル人航海者。喜望峰を回るインド航路を発見
＊＊＊イギリス人提督でスペイン無敵艦隊を破る

＊　＊　＊

壊血病は古代ギリシア時代から医者や哲学者を悩ませてきた。ヒポクラテス＊は病をすべて四体液――黒胆汁、黄胆汁、血液、粘液――のバランスを欠くことから生じると説いて診断と治療を行ったが、現在では否定されている。時代が下り、医学者たちは新説を説いた。壊血病の解説書も数多く書かれ、気の塞ぎ、湿気と寒さ、黒胆汁の過多、怠惰、銅中毒、オランダの製塩法、遺伝的素因、発汗不良、神の仕業などいろいろな原因が挙げられた。

民間療法には長い航海に出る理由と同じくらい多種多様で奇妙奇天烈なものがあった。典型的な治療法は、塩水で洗い流す、血を出す、硫酸か酢を摂る、傷口に水銀剤を塗る、あるいは、病の原因は怠け癖や怠惰なので仕事量を増やす、など様々である。病気と同じくらい危険な治療法もあった。しかし、一七世紀にジェームズ・ランカスターが壊血病に罹った船員にレモンを勧めるなど驚くような治療法もあった。レモンにはビタミンCが多量に含まれていることを近代の研究者が明らかにした。こういう現実に即した有益な説は、どうかすると有益でない説より劣ると見られ、現実に実行困難なことや費用が嵩《かさ》むという理由で顧みられなくなった。壊血病はその実体が分からなかったために治療をできなかった。

帆船時代には食糧の保存が難しく限界があったために、壊血病は疫病にまでなった。壊血病は主としてヨーロッパ諸国の問題であり、船が大型化して世界の海洋を数カ月、数年と長期に航海できるようになったために生じた。船の正確な位置を把握しながら航海できなかったことや、異民族の襲撃を恐れておいそれと陸地に近づけなかったという事情もあった。陸に上がっても、毒のある植物はどれで、食べられるのはどれかを判断する知識がなかった。イギリス、フランス、スペイン、オランダは長い遠洋航海に出られる船と知識を持ち、敵の港の封鎖を乗り越える能力があったために壊血病の被害が最もひどかった。帆船時代の初期に命を落とした無数の船乗りたちは、壊血病で死ぬか、病気で船員が衰弱したために航行に支障をきたし、強い嵐で船が沈没したり、暗礁に乗り上げたり、敵船や海賊船にやられるなど二次的な災いから死に至った。壊血病は海洋探検や貿易に大きな影響を与えたが、死者の数では腺ペスト、天然痘、マラリアに及ばなかった。壊血病は物事の背後で影のようにこそこそうろつき、成り行きが予想できない微妙な影響を与え、船員を淘汰し、海洋事業を阻害してきた。しかし、一八世紀末の短期間に歴史の蝶番《ちょうつがい》は壊血病の治療法の発見へとページを開いた。そして、時宜を得た治療法の発見は世界の流れを変えた。当時、航海術、地理の知識、そして国際的な力の衝突が一つに収束し、壊血病の治療は恐ろしい病の治療の域を超えて国家の命運を左右する重要な要因となった。

一八世紀を通じてイギリスとフランスはヨーロッパの覇権を握るため同盟と敵対を繰り返した。

＊紀元前四六〇年〜没年不明。古代ギリシアの医者で「医学の父」

時に短い平和が訪れることはあったが、この時代は戦争に明け暮れた。スペイン継承戦争、ジェンキンズの耳の戦争*、オーストリア継承戦争、七年戦争、アメリカ独立戦争、フランス革命、そしてナポレオン戦争である。戦争に勝利するためには海上の支配は絶対に譲れなかった。帆船時代の最も恐ろしい病の治療法は長いあいだ中途半端に研究されてきたが、治療法が見つからないまま、莫大な費用を伴う非常に危険な事実が目の前につきつけられた。壊血病を放置することは国家の安全保障に関わる一大事となった。戦時に船や船員が不足すると、壊血病に罹った船員を病院に搬送するために寄港する手間と時間は重大なハンディだった。海の病は経済的にも兵力の面でも海軍の戦力を弱め、ただちに国家の防衛力に影響した。壊血病はヨーロッパのどの国の海軍にとってもアキレス腱であり、治療に成功すれば戦略上かなり有利となった。それだけ長く海上にとどまることができるからである。

壊血病のヴェールを剥ぐことに心血を注いだのはイギリス人のジェームズ・リンドという研究熱心な医師、有名なクック船長、そして強い影響力を持つ医師で貴族のギルバート・ブレーン卿の三人だった。簡単な治療法に辿り着くまでは長い道のりがあり、一八世紀には闇に閉ざされていた。壊血病についての認識は数百年もさかのぼることができ、当時から医学上の最大の謎で水夫や学者を悩ませてきた。矛盾する見解がいろいろある中で、リンド、クック、ブレーンはそれぞれ長年この病と取り組み、問題の深刻さのみならず不合理な医学的根拠、似た症状をもつ紛らわしい病気の数々、権威主義、可能性の高い治療法にある未知の変わりやすい性質を克服しようとした。三人は壊血病が気の病でも、病原体が原因でもなく、食べ物と化学物質の欠乏に関係があることを実証した。現代から見れば明らかだが、壊血病の治療は理不尽な理由から長い間解明されなかった——壊血病の種は生物学そのものにあり、その種が芽を出したのは初期の海洋進出と海の生活にあった。壊血病は船が港を出る前から船上に潜伏していて一定の条件がそろったときに姿を現した——海の生活が条件を後押しした。

壊血病の克服は医学的にも社会的、軍事的にも時代の進歩であり、船の位置が正確に測定できるようになったこと、種痘、蒸気エネルギーの開発などと並ぶ発見だった。壊血病の治療法を追究する過程で、ヒトの生物学上の奇癖《きへき》、初期の医学上の混乱、国際政治、ヨーロッパの階級社会に起因する甚だしい格差、そして、軍事上の様々な駆け引きなど、奇妙で複雑な事情が露呈する。治療法が分かったのに注目されず、世界史の重要な節目でそれが改めて顧みられることになった顚末は、この時代の最大の謎である。

＊一七三九年に起こったイギリスとスペインの海上権争覇の戦争。スペイン当局に拿捕され耳を切り落とされたというイギリス商船の船長ロバート・ジェンキンズに由来

第一章

一八世紀の航海——壊血病の時代

西インド諸島への長い船旅を終えた一人のイギリス人船乗りがパブで仲間とくつろいでいた。一年を超える長旅から無事に戻れたことを祝いたかったのである。この男が乗った商船は香辛料や外国の木材を積んでポーツマス港へ戻って来た。幸運な航海だった。好天に恵まれ、風は穏やかだったし、船上で病気も少なかった。それでも、命を落とした仲間たちがいた中で自分が生き残れたのは幸運だった。港で数日過ごして船長から給料を受け取り、自由になった喜びを噛みしめながら苦労して稼いだ硬貨を使っていた。ビールを何杯も飲み、最後の一杯を飲み干すとジョッキの底に一シリング硬貨があり驚いた。何となく嫌な感じがしたが、この夜は飲み過ぎていた。男は幸運を祈って硬貨をポケットにしまうと、飲み仲間たちと別れ、混雑する店内をふらつきながら外に出た。安宿に向かって暗い夜道を歩き出した。パブから誰かがつけてきた。暗闇に三人かそれ以上の男が待ち構えていた。こん棒を持った男たちは恐ろしい形相で船乗りを取り囲み、逃がすまいとした。船乗りはおびえながら窮地にあることを悟った。ポケットの一キングズ・シリング*はジョッキにわざと入れられたもので、気づくのが遅すぎた。水兵強制徴募隊の男たちは、船乗りが硬貨を喜んで

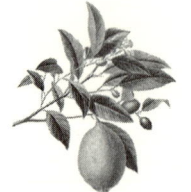

自分のポケットに入れたので船に乗ることに同意したことになると言った。男たちは抵抗して暴れる船乗りの頭を一発殴っておとなしくさせ、身体を摑んで港へ引きずって行った。港には一隻の軍艦が入港し、新兵を集めていた。

船乗りは大勢の男たちとともにイギリス海軍に入隊していた。海軍の生活は非常に厳しく苛酷で、死ぬ確率が高かった。戦時には兵役に志願する者が少ないため、大型の軍艦では水夫の数が不足していて人手はいくらでも必要だった。商船に乗り込むほうがずっと安全で高い報酬がもらえたからだ。海軍では志願した健康な水夫の少なくとも二倍から三倍の人数が必要で、どの船も慢性的な人手不足だった。賃金を上積みしても必要な人員を確保できず、各州から海軍に一定数の船員を出す制度はあったがうまくいかなかった。国のために義務を果たしてほしいと国民に頼んでも無駄だった。海軍には昇給しようにも金がなく、兵役条件の改善もできず、実力行使で水夫を獲得するしかなかった。

強運だと評判の船長や、敵船を捕獲して賞金を奪うことを自慢する有名な船長なら、町中に募集広告を貼って丈夫な船乗りを集めることができたかもしれない。だが、ほとんどの船長は悪名高い「強制徴募」に頼っていた。その結果、一八世紀のイギリスでは、港のある町や村では男たちの姿が忽然と消えることがよくあった。夜間一人でぶらぶら出かけた時にこん棒で叩かれ、停泊中の船

＊徴兵官から受け取ると法的に兵役義務が生じた一シリング

に引きずり込まれて海軍に入隊した。妻や子には夫や父親の行方がさっぱり分からない。二度と家族に会えない男たちも多かった。水兵強制徴募隊は港周辺の貧民地区の細道や脇道を巡回し、一人でいる者や、泥酔して逃げそうもない男を探したが、戦時には健康そうな男なら誰彼かまわず連れて行った。徴募隊の基地所属のスパイが新兵をかき集める場合もあり停泊中の船から手数料を受け取って男たちを引き渡した。船長に権限が委ねられる場合もあった。普通はならず者の屈強な男を三、四人雇ってこん棒を持たせ、短剣を所持した大尉が同行して他人に武装姿と公権力を印象づけようとしたのである。暗くなると獲物を求めて船から出て行った。

徴募隊が連れてきた新兵の多くは、海の経験がほとんどなかった。公式には「水夫か船乗りか、河川の船やボートで働く者」のみが対象で（社会的な影響がなく、裕福でない者は）すぐに連れて来ることが許されていた。連れて来られた男たちは船内に入るや海の法律に従わねばならず、逃げれば脱走になった。脱走は死刑だった。強制的に連れて来られた水夫は、幸運でも厳しく残酷な数年間の海上労務が待っていた。不運ならば、二度と故郷の土を踏むことはできなかった。海運史研究家ハロルド・スコット卿は「奇妙で変な規則だった。つまり、国民の安全は海軍力にかかっていたから海軍の人員増強は何より必要であり、国民（少なくとも強制的に連行された男たち）は自由であるために奴隷にされた」と述べている。船会社の労働者の三分の一は陸上で集められたか、入港する商船から連れ出された男たちで成り立っていた。

徴募隊に集められた大半は当然ながら優秀な人材ではなかった。足の細い者や、健康体とはいえ

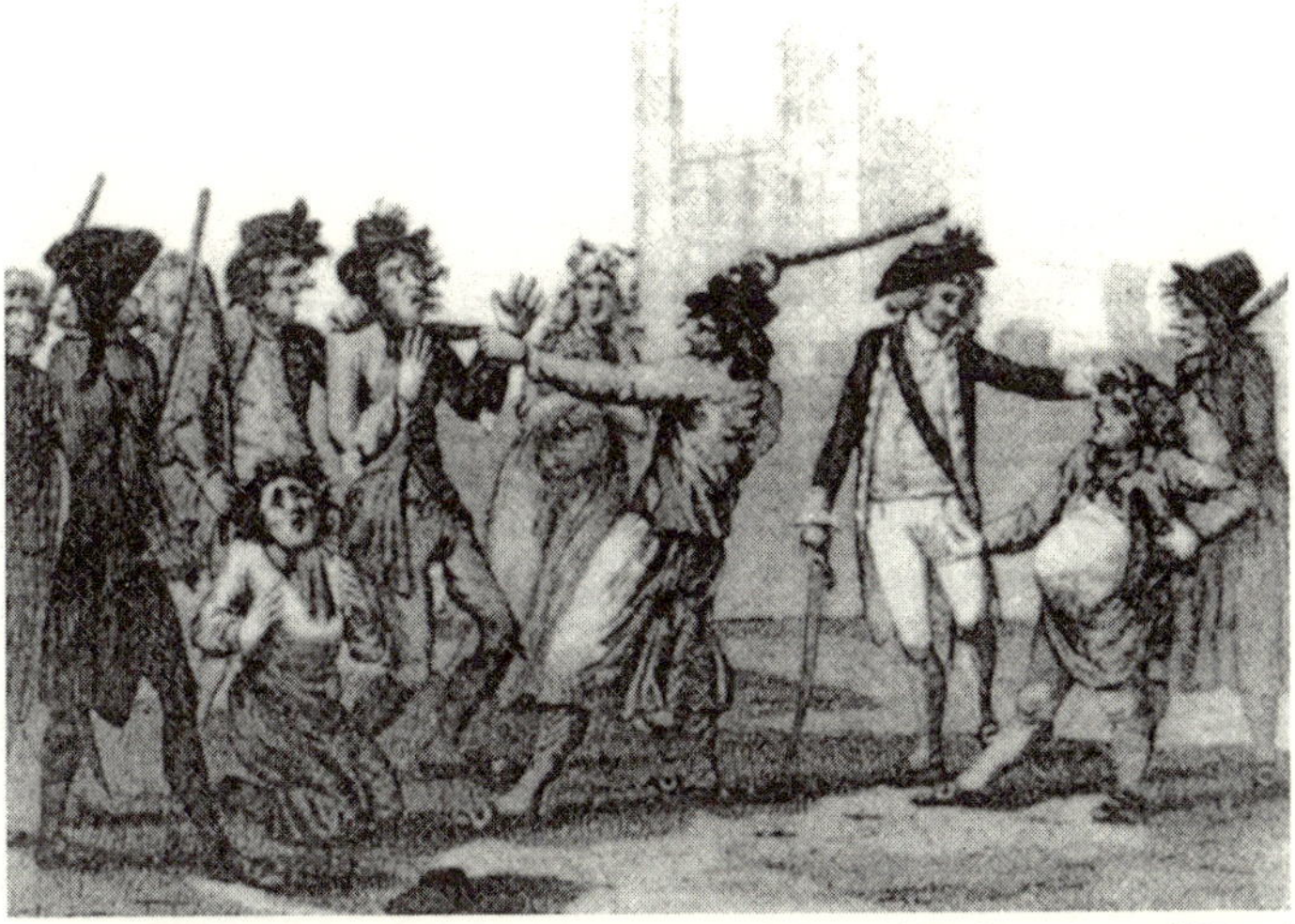

イギリス海軍は健康な志願兵の２倍以上の水兵を確保する必要があった。18世紀のイギリスでは港周辺の町や村から人が忽然と姿を消すことがよくあった。１人で歩いているとこん棒で打たれ、港に停泊中の船に引きずり込まれて海軍に入隊した。多くは二度と家族のもとへ帰れなかった。

ない放浪者や浮浪者の集まりだった。強制徴募隊は病人、栄養失調の者、高齢者まで引き摺り出したり、土地の治安裁判所から有罪人をもらい受けたりした。彼らは厳罰かそれとも国に尽くすかと迫られた。入港する商船の船員にも強制徴募の手は伸びた。海軍は商船を停止させて誰彼かまわずかき集めた。もちろん航海に必要な最小限の海軍経験のある者が望ましい。とはいえ、海軍はすべて強制された者や囚人から成り立っているのではない。志願兵も大勢いた。広く世界を見る機会が与えられるし、愛国心から自ら進んで入隊した。入隊志願者はとりわけ寒さの厳しい冬が終わる頃に限っていた。安全に眠る場所があり、たとえ一部でも固定賃金が支給され、日々の食事が確保されるという安心感は、自由がなく、死ぬかも知れないという恐怖に勝った。

ひとたび船に乗れば仕事は山のようにあった。規律は厳格で、暴力がふるわれることもしばしばだった。士官と一般船員の間には甚だしい格差があり、海上では船長は独裁者だった。船員を厳罰に処すことのできる時代だった。人命は安く、働く者の権利などは遥かに遠い未来のことだった。盗みなど比較的軽い犯罪でも厳しく処罰され、ふつうは九本の紐をつけた「九尾の猫ムチ」で打たれた。船では全員の命はお互いの行動にかかっているので、上司に敬意を払わないとか、義務を怠るなど害の少ない罪でも重大視された。これに対しては一〇回どころか一〇〇回以上のムチ打ちにあって死者が出ることもあった。処罰に関する基準がなく船長は船員に絶大な力を行使した。刑に不釣り合いなほど痛めつける残酷な船長もいれば、めったにムチを打たない船長もいた。それほど多くはないが、船員の鈍い動作や反抗的な態度に、士官が杖で叩くこともあった。囚人や強制的に連れて来られた男たちはムチ打ちや杖打ちにあう頻度が最も高く、緊張や悲惨な空気を醸しだして、倫理的にも健康維持のためにも良くなかった。体罰の恐怖は男たちの脳裡に焼きついて離れなかった。

無理やりに連れて来られた新兵にとって海はほとんど初めての体験だった。水夫たちは生活の場も食事も同じであるが、そこにも階級はあった。優秀なグループは綱具装置に登り、帆を上げるような難しい仕事をこなし、病弱で経験のない水夫は綱を引っぱるか、甲板を磨いた。新兵の多く、とくに最近まで囚人だった者は航海の術も知らず、海への関心もないばかりか、帆船時代によくある病気に罹っていた。どの船でもだが、健康な船乗りでも苛酷な海の生活に耐え切れず、また、強制的に連れて来られた水兵（暗く惨めな運命を呪って気が塞いでいる）や受刑者（チフスや赤痢に罹っている）が他の船員たちと生活の場を共有することで仲間たちの間に不平不満と病気が広がっていった。

一八世紀には、水夫は身体のどこかが悪いか、病気や栄養失調ばかりだったので、医師は正確な診断を下すことが難しかった。ナイアシン欠乏は心神喪失、痙攣、麻痺の原因になり、チアミン（ビタミンB1）不足は脚気、ビタミンA不足は夜盲症を引き起こした。梅毒、マラリア、くる病、天然痘、結核、黄熱病、性病、赤痢、食中毒はどこにでもあった。寝台は共有で、めったに掃除をしないので、シラミからチフスが感染して流行し「船の熱病」とか「監獄熱」と言われていた。病気にとっては兵士も商人も居心地のよい巣だった。船の生活はこれら様々な病気の治療や予防にふさわしい場所ではなく病気の拡大にこそ理想的な環境だった。船員の世界はゴミ、クズ、膿、尿、嘔吐物で汚れていた。船員は箱詰めの鰯のように部屋に押し込められ、晴れた夜には甲板で犬のようにごろ寝することもあった。船倉は害虫や有害動物の巣だった。腐った食糧が大量に詰め込まれ、腐敗した遺体が放置されていることもあった。イギリス船やオランダ船では新教徒の遺体はハンモックにくるまれて海に投げ捨てられる——もちろん葬式は行われる。しかし、フランスやスペインなどカトリック諸国の船では遺体は船倉の砂利に放置され、船が帰国してから埋葬された。船には絶えず海水が漏れて汲み出しつくすことはなかったので、船倉の砂や底荷《バラスト》はひどい悪臭を放った。換気が悪く、船底にたまったガスは有害で、船倉で大工作業するのは危険だった。堪えがたい悪臭で毒気に当たって息ができないことがあった。

船内の衛生状態、とくにイギリス海軍の軍艦内はロンドン、アムステルダム、パリ、セビリアの貧民街以上に汚かった。水夫部屋は狭くて息苦しく、水夫たちは暗く汚い部屋で眠った。室内は汚い空気で淀み、腐敗臭と汗の匂いの混じる強烈な悪臭が充満していた。船員は汚い布にくるまって眠り、害虫のいるぼろを何カ月も着ていた。イギリス海軍司令官フレデリック・シャミエは、ナポレオン戦争のとき、若い海軍士官候補生として港に停泊中の船に初めて乗ったときのことを『ある船員の生活（The life of a Sailor）』に書いている。「水夫の愛の対象である売春婦たちがビール缶を持って目立つ場所にどこにでもいた。鋭い口笛がして、甲板長と女の騒々しい音が私の耳に落雷のように響いた。甲板は汚く、濡れてすべりやすかった。ひどい悪臭で、何もかもが目をそむけたくなる光景だった」。

人間が多すぎて環境は不衛生になり病気が蔓延した。最大の軍艦は二五〇〇トン級で大砲一二〇門を誇り、全長数一〇メートル程度の船体に一〇〇〇人以上を乗せていた。船員は航海術のほか大砲を扱う大柄な者が八人から一二人は必要であった。当時は死亡率が高かったので海軍は定員以上に船員を乗せていた。船は非常に貴重だった。完成までに長い年月がかかり、オークの建材二〇〇〇~三〇〇〇本が必要だった。人手不足によって戦列の船を一隻でも失うことはあってはならなかった。そこで軍艦は定員一〇〇〇人の他に数百人を詰め込んで出航した。幅がせいぜい一七メートル、長さ五二メートルの場所で、大砲の間に五〇〇人程度がハンモックを吊った。人と人の隙間は三五センチ程度しかなく、睡眠中に、あるいは咳やクシャミで伝染する病気はたちまち蔓延した。劣悪な衛生状態とともに人間が多すぎることが病気の最大の原因だった。死者が多数出ることを想定して船員の数を増やしたことは悲しくもこの時代の最大の矛盾だった。乗組員が多すぎたために死者の数が増えたのだが、当局は出港の際にさらに人員を増やそうとした。一七〇〇年代には、主要な海洋国家はいずれも多くの人命を失い、海上で船員が極端に減って艦隊が機能しなくなることがあった。

＊　＊　＊

出航直前の軍艦はハチの巣をつついたような慌ただしさだ。全員が船着き場と甲板の間を忙しく動き回り艀《はしけ》から食糧の荷を揚げて船に積み込む。甲板をモップで拭き、大砲の置かれた床を酢で磨き、甲板下の船室を硫黄で燻《いぶ》した。ほとんどの病気の原因は濁った空気であると考えられ、そうして空気を清浄にしたのである。紐で括られた幾つもの束や樽が降ろされ、大きな口を開けたハッチに入れられた。ほかにも大工道具、剣などの武器、弾薬入りの樽、砲弾の山、予備の部品、大量の帆、巨大なロープの輪、タールの桶、グリースの樽、ペンキの缶、束ねた木、石炭の山などがある。

最も印象的なのは食糧の山である。数百人分の食糧を数カ月ないし数年間は補給しなくてもいいほど積み込んだ。船はしばしば近くの港で食糧を補給したが、必要な食糧がないとか、値段が高いなどの理由で補給はままならなかった。とくに海軍はただちに出港しなければならない場合がある。積荷が甲板に降ろされると、髪を編み下げた裸足の男たちが塩漬け肉、魚が入った樽、イギリス製ビールや西インド諸島のラム酒の樽、小麦粉、乾燥豆、オート麦などが入ったずしりと重い麻袋を背負い、巨大なチーズやバターの塊、糖蜜の樽、そして大量の堅パンなどを蹴飛ばすように転がしていく。ヨーロッパの大きな港にある食糧積み込み用の設備は短時間で出港する船を支援するためかなりよく出来ていた。

海軍の基本的な食事は数百年間ほとんど変わらず、ヨーロッパ諸国でも差はほとんどなかった。船の食糧には数カ月間保存可能という条件があった。一六世紀のスペイン無敵艦隊の時代から、オランダ商人によるインドネシア（オランダ領東インド諸島）進出を経て、一八世紀のイギリスとフランスの大海戦時代まで、塩漬け肉、乾燥豆、穀物、堅パンが基本的な食物だった。スペイン人は油やピクルスをよく食べ、オランダ人はダンダーファンク*を食べたが、全体に船乗りの食事はどの国も大差なく、長期間保存の効くものに限られていた。外地では小麦には米、ビールにはワイン、ラム酒には別の強い酒が代用された。一七五七年からイギリス海軍は即席スープ《ポータブル・スープ》という画期的な食品を支給した。それは「海軍専用にロンドンで屠殺された牛のくず肉全部」に食塩と野菜を少し混ぜてつくられた乾燥スープだった。にかわの厚切りのようなもので、数年間は貯蔵できた。

船員の一週間の食品は次のとおり。

堅パン	一ポンド（約四五〇グラム）、毎日
塩漬け牛肉	二ポンド、週二回
塩漬け豚肉	一ポンド、週二回
干し魚	二オンス（約六〇グラム）、週三回
バター	二オンス、週三回
チーズ	四オンス、週三回

*脂と糖蜜を入れて焼き上げた堅パン

豆類　　　　八オンス、週四回
ビール　　　一ガロン（約四・五リットル）、毎日

この一週間の献立に干しぶどう、大麦粉、砂糖、干しリンゴやナシが加わることもあったようだ。士官クラスや、船医の厳重な管理下にある病人にはもっと上等の食べ物が用意された。すなわち、料理用干しぶどう、タマリンドの実、サゴ*、アーモンド、ニンニク、メース**、ナツメグが加わった。船員は六〜八人を一単位にグループ分けされ、大砲置き場のすき間にロープで甲板に吊したテーブルで食事をとった。朝食、正餐（昼食）、夕食はどれも似たような献立で、食事が済むとすぐにビール、グロッグ、またはワインが出た。単調で、粗末で、味気ないが、量は多く一日四〇〇〇カロリーあった。男性の重労働より高カロリーだが、必須ビタミン類が欠けていた。しかし、海軍の食事の問題はビタミン不足どころではなかった。海で長期間過ごす間に食糧は腐り始めたのである。

船はほとんど例外なく木造だった。木造の船は浮力が大きいという長所はあったが、すぐに水がしみ込み、船体は湿りっぱなしで船内は寒い。船員の生活環境は湿気だらけだった。働く場所も眠る場所も湿っぽく、食糧は湿気の多い場所に貯蔵されていた。雨天や海が荒れたときは仕事の後で身体を乾かす術がなかった。海の代表的な食品である堅パンはかびやすく湿りやすい。貯蔵庫は特別にブリキで覆われていることもあったが、長い航海中に水分を含んで重くなり、ふちがかびた。豆類、カラスムギ、小麦粉も同じようにかびが出た。

スコットランド出身の海軍医だったジェームズ・リンドは、自らの体験から、海軍の食べ物は「腐った牛肉、悪臭を放つ豚肉、かびの生えた堅パンと小麦粉」であると書いている。後に初代アンソン男爵となったジョージ・アンソン海軍提督は一七四一年の有名な航海の際にブラジルで手に入れた「生」の牛肉は「傷んで悪臭のする」ものがあり、海に捨てた。この航海でアンソンの医師だったパスコー・トマスは、海の食糧は信じられないほどひどいと述べている。堅パンは「虫食いが進んでぼろぼろ」で、塩漬けの豚肉も「同じように腐って」いた。クックの二回目の航海に同行した医師ジェームズ・パッテンは「パンといえば……かびが生えて臭く、ゾウムシなど茶色い虫がたかっていたこともある……幼虫であるウジが豆スープの中に何匹もいた。故意にスープ皿にまかれたようでもあり、スープを口に入れるたびに思わず呑み込んでしまった」と述べている。

湿気が多く、暗く、風通しのよくない環境は害虫にとっては理想的な住処であり、どの食糧にも虫がいた。一七〇〇年代末、ライガーズフィールド提督は「乗組員に出された堅パンは軽いことこの上なく、テーブルに置いた瞬間に粉々になりそうだった。それに加えてゾウムシがうようよ出てきた。堅パンを食べると苦い味がして栄養などないことは明らかだった。ゾウムシではなく頭の先が黒い大きな白いウジ虫（海軍では艀の船頭《バージマン》と呼ばれた）が出てきたら、堅パンはあっという間にくずれた。ウジはころころ太って口に入れると冷たいが苦くはなかった」と記している。ゾウムシ

＊南洋産サゴヤシの髄から取れるでん粉
＊＊ナツメグ《にくづく》の外皮を乾燥させた香辛料

もウジもいない堅パンは、あれほどいる害虫もつかないほど質が悪いのではないかと船員は疑った。船上でいちばん栄養があり、ゾウムシやウジより少しはましな食べ物はネズミだった。餌が豊富なのでネズミは時が経つにつれて丸々太り「ウサギほどではないが十分な大きさ」と評判だった。ネズミは小麦粉の粉をかぶって白かったので粉屋《ミラーズ》と呼ばれていた。何カ月も船の食事を続ける船員たちにとってネズミだけが生肉の供給源だった。

船の食事の中心である塩漬けの牛肉や豚肉は海のくず《シー・ジャンク》とか海の馬《シー・ホース》（灰色で硬く馬の肉のようだった）と呼ばれた。海に出てしばらく経つと、塩水から取り出される肉は悪臭を放ち、ウジ虫がいっぱいつくか、硬く乾いて塩水に浸しても元に戻らなかった。調理法も船員の命を縮める恐れがあった。料理人は調理の一日前に樽の塩水から肉を取り出してロープのついた大きな網の中につり下げた。それを船尾にもって行き、ロープで縛って海中に投げた。肉は半日ほど海水の中を引っぱられて「洗われ」余分な塩分が落ちる。真水の量は限られていて貴重で使えない。とくに海に出てしばらく経つと、肉を漬けるために真水は減っていった。海水で洗った肉を海水の入った銅製の大鍋でゆでる。真水は足りないので調理にも使えなかった。出来上がった肉には塩分が凝縮し、素早く食べないと肉の表面が塩分で白くなった。食べるとヒリヒリするほど辛く、猛烈に喉が渇き、配給の水だけではとても間に合わなかった。喉の渇きを癒すために水ではなくビールやグロッグやワインを飲んだ。一八世紀末になると休憩時間にお茶やココアを飲んだ。

船員にとって数少ない楽しみの一つは食い物と呼《スラッシュ》ばれた脂分の多いゆでた塩漬けのくず肉だった。

みんなが欲しがるので、料理人は特権でスラッシュを売って給料の足しにした。船員たちはこれを堅パンに塗るかオートミルに混ぜるかして食べ、あるいは衣服の防水用に加工した。たまに料理人がロープや帆に脂を塗る用途に配給することもあったが、ふつうは船員が買って食べた。あいにくスラッシュは、カロリーは高いが他の食品の栄養吸収を悪くした。深鍋から酢酸銅が溶け出したためである。

チーズはすぐに腐って特有の悪臭が船内に充満した。腐らないチーズは石のように硬くなったので船員はナイフで削って衣服のボタンにしたくらいだ。腐った海の馬に慣れっこの経験豊かな船員でもむかつくような悪臭に耐えきれず、大量のチーズが海に捨てられた。一般的に、食べた食糧より食べられなかったほうが多かったが、それは冷蔵庫がなく、食糧の備蓄には塩漬けか乾燥のほかに有効な方法がなかったからである。真水でも腐り、塩辛くなったので、船でふつうに飲まれたのは酒類だった。航海の始めから腐るまではビール、その後は水か強い酒で割ったワインだった。一般の船員にも士官にもアルコール中毒がはびこり、船医の仕事は酔っ払って索具から足を踏み外して転落し骨折した患者の治療が多かった。

海軍の食糧供給局は船に備蓄する食糧の質・量を監督することになっていたが、担当者は必要量までは供給しなかったり、老衰死や病死した家畜など質の悪い肉を供給した。ときには屠殺後に肉を洗う手間を省いたりしたので血液など体液が塩水に混ざって腐る原因となった。船積みの時点ですでに数年経過し、蓋を開けるまでさらに数カ月ということもざらだった。出港前に食糧の多くは食べ頃を過ぎていた。書類上は栄養豊富かも知れないが、船出する前に積み込んだ食糧を何カ月も船員に与えていたので、いくら良質でも海に出てまもなくすると食べられないほど質が低下した。さらに停泊中の軍艦には定員以上の大人数が詰め込まれていたので、事務長は新鮮で衛生的な値段の高い食品はなるべく購入しないようにした。ウジがたかった腐った堅パン、塩水、不衛生な水、かび臭いチーズ、ゴキブリがうようよする粥《ポリッジ》、気の抜けたビールなどを何カ月も体内に入れているうちに船員の体力は衰えて病気に罹りやすくなった。現代から見れば一八世紀の船員に与えられたものは食品と呼べる代物ではなかったが、当時の貧乏人が食べるものよりは良質で、量もはるかに多かったといえる。

船が錨を揚げて海に出ると、平均的な船員の仕事量は激増した。余分の労働力が何百人分あっても仕事はひっきりなしに巡ってきた。航行中の軍艦は天気の良い日も悪い日も二四時間ぶっ通しで人員を配置しなければならなかった。夜間は船を閉ざしてドックにつないでおくわけではない。来る日も来る日も休みなく、常に同じ人数分の労働力が必要だった。急病人が出たとか、船長が倒れたとか、嵐で船が故障したとかの理由で港に入る必要があっても、それまでに何日も何週間もかかり、その間も船員は与えられた仕事をこなさなければならない。イギリス海軍の一日は七交替の当直制に分かれている——四～五時間の当直と二時間交替の二回の遅番《ドッグ・ウォッチ》である。イギリス以外の国々も似たような当直制を採用していた。一日二四時間の七交替の当直制は右舷当直と左舷当直の二交替制だった。交替なので船員は一度に四時間以上は眠れなかった（現実には食事や仲間とのつき合いも勤務時間外にしなければならないからだ）。だが、この日課は航海が平穏なときだけで、嵐や、敵船から逃げるとき、戦闘態勢に入ったとき、船員は寒く湿った環境で何時間も働いた。ろくに睡眠もとらずに何日も働き続けた。そうしないと浸水で沈没するか、船を奪われ、自分たちの生命までも失うことになった。

大型船の動力が人の力と風だけだった帆船時代には、病気と体罰のほかにも、平均的な船員が手足を失ったり死んだりする事故はいろいろあった。足をすべらせて甲板に転落し骨折することもあり、風に吹き飛ばされて海に落ちることもあっただろう。ロープで手をすり切り、皮膚が剝がれることもあったかも知れない。戦闘で弾を撃たれたり、味方の大砲（一〇キロも一五キロもある鉄の砲弾を発射した）の反動で足を砕いたり、敵の船から飛来する砲弾で叩きつぶされることもあっただろう。爆弾の破片で大怪我をすることや、黒色火薬の爆発で大やけどを負うこともあった。身体に傷痕のない船員はまれだった。一七九〇年代にスコットランド人医師ギルバート・ブレーン卿は「船員という職業は一般的に短命で、他の重労働に就く人間より一〇年は早く老ける。ふだん船員を見慣れない人が四五歳の船員を見たら、五五歳か六〇歳近いと思うだろう」と書いている。

一般的に船員は不健康で栄養不良やさまざまな病気を患っており、海の生活は苛酷で肉体的にも心理的にもきついのだが、最も残酷な運命は船員が生きて働く環境のあらゆる場面で最も深刻な病気、すなわち、おぞましい壊血病が身近に迫ることだ。

海に出て数カ月経つと乗組員全員に壊血病の恐れが高まるが、真っ先に最も重い症状を見せるの

18世紀の船

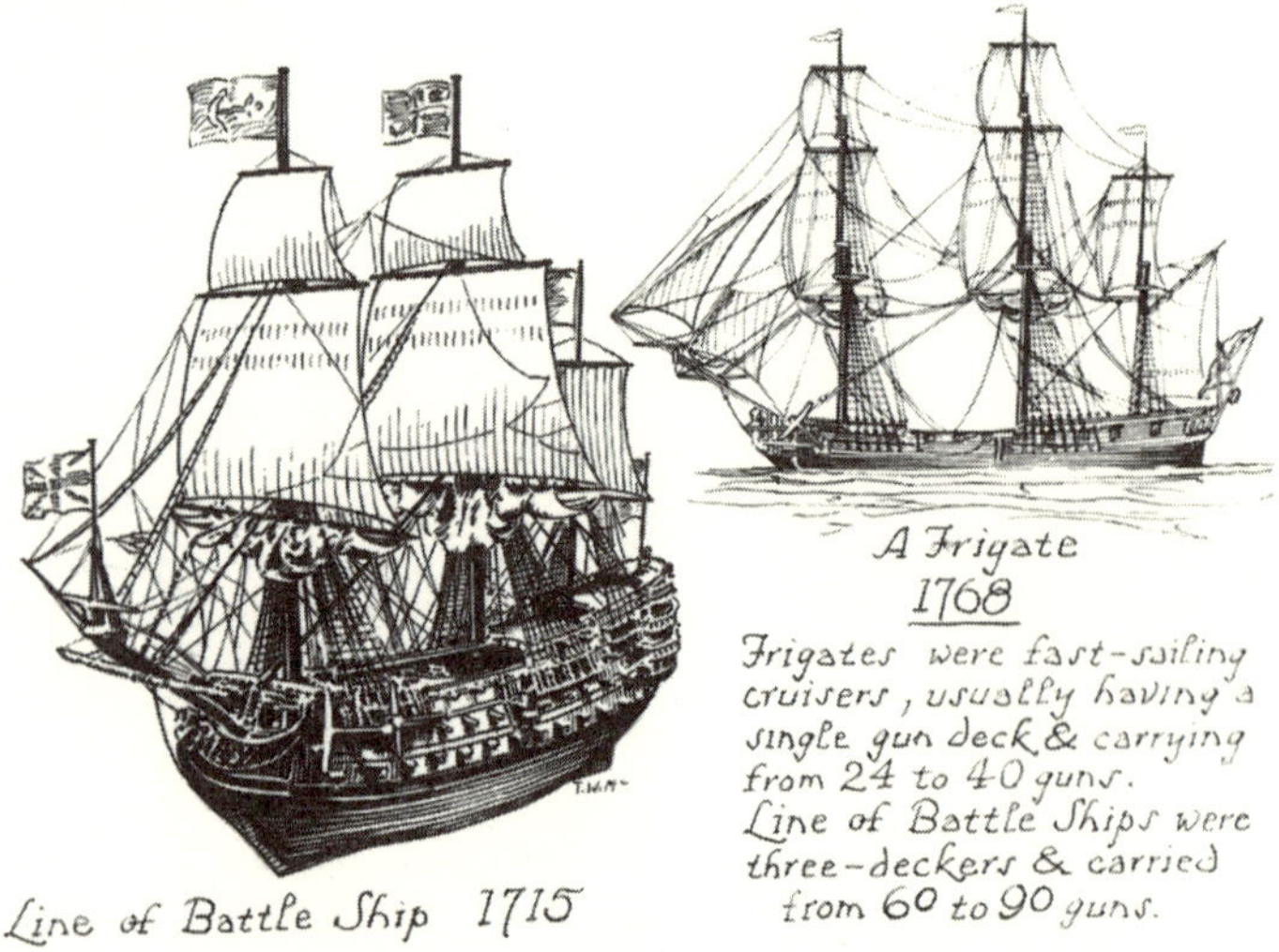
A Frigate
1768
Frigates were fast-sailing cruisers, usually having a single gun deck & carrying from 24 to 40 guns.
Line of Battle Ships were three-deckers & carried from 60 to 90 guns.
Line of Battle Ship 1715

18世紀には嵐、難破、戦闘を合わせた死者の数よりも壊血病で死んだ船員の方が多かった。オーク材で建造された大型船の動力は風と人力だった。

は一般の船員だった。航海が長引いても士官は船員ほどには壊血病の犠牲にならず、壊血病は低い階級の病気であると考えられがちだった。船長や士官クラスが生活する環境は船員に比べれば清潔で、人間も少なかった。湿り気のないこざっぱりした衣服を着、食事の内容もよく、睡眠も船員よりは規則的にとれた。海軍の食事は公式には士官も船員も同じだが、士官は自分で食料を持ち込めた。干し魚とか果物や野菜のピクルスなどが多かった。船内に動物を持ち込むこともあり、殺して新鮮な肉を食べた。甲板には檻に入ったニワトリや羊や豚がたくさんいた。エンデバー号ではクック船長の前回の航海に乗船させた山羊がそのまま続けて譲られたので、「海洋上で飲むコーヒーはいつもミルク入りだった」。建前上は船員たちも食料の持ち込みを許されたが、貧しい境遇では費用がかかりすぎ、また、船員の給料は脱走を恐れて六カ月後に支払われたので、持ち込みはめったになかった。

＊　＊　＊

何世紀ものあいだ食事と労働環境の改善が求められ、実行可能で、やりやすく、費用のかからない方法が探し求められた。それこそが大きな犠牲を払わずに海洋拡大を可能にする鍵だった。一五九〇年代にリチャード・ホーキンズ船長＊は自分の航海人生で一万件を超える壊血病の症例を目撃し

＊ジョン・ホーキンズ海軍司令官の息子

た事実に触れ「学者は壊血病を解明してほしい。壊血病は海の病気であり、船員を破滅に追いやる病である」と語った。一八世紀の文人サミュエル・ジョンソンは「船員になることは自ら進んで監獄に入るようなもので、そんな人間はいない。船に乗り込むことは溺れ死ぬかも知れない監獄に入るようなものだ」と冗談交じりに述べた。ジョンソンは問題を明確にするために大げさな言い方をしたのだし、陸上の生活も楽ではなかったが、彼は間違っていなかった。ヨーロッパ諸国における海軍の乗組員の生活は苛酷だった。溺れる可能性はつねにあったが、ジョンソンが深刻に問題視したのは壊血病だった。一七六三年の『アニュアル・レジスター（政治・文芸年報）』にはフランスとの七年戦争のイギリス軍水兵の死傷者が表にして掲載された。戦争のために召集、または、かき集められた一八万四八九九人のうち一三万三七〇八人は病死、その大半は壊血病による死者であり、戦死者はわずか一五一二人だった。

何万人、何十万人もの船員がさまざまな病気の合併症や栄養失調を併発して死んだので、医師は壊血病の症状と原因や治療法を特定することが難しかった。世界各地からやって来た人びとは最悪の環境でも生き延びられる生命力があった。しかし、新鮮な食べ物もなく、恒常的に湿った環境で何カ月も海に浮かんでいるのは、人間が生活する環境としては最も苛酷だといえる。一八世紀を通じてヨーロッパ諸国の海軍で最多の死因は病気であり、壊血病は船の病気の中で最も深刻で格別に恐れられた。船が大型化し、航海は長期化し、船舶数も増えたので、壊血病は次第に深刻化する問題になった——その長くおぞましい背景は帆船時代の夜明けにさかのぼる。

第二章

壊血病——海の疫病

一五三五年の酷寒、寒風が吹きすさぶセント・ローレンス川の川沿いの森で、一〇〇人ほどのフランス人水兵が冷たい風が吹き込むすきまだらけの柵のまわりにかたまり、凍える身を寄せ合っていた。この野営地から歩いて行ける距離にイロコイ族の町スタダコナ（現在のケベック市付近）があった。六〇〇人ほどの集落だ。近くの静かな入り江にはフランス船三隻が停泊していた。北国の冬の寒さが厳しさを増す秋頃から船は氷に閉ざされて動けなくなっていた。氷の張り詰めた水路から凍りつく寒風が猛烈に吹きつけていた。水路を数百キロ東に下ると海だ。ジャック・カルティエが緯度を計算すると、一行の居場所は船出したフランスのサン・マロより南だったが、初めて経験する新世界の冬は想像以上に厳しく長かった。船は氷に閉ざされて身動きができず、陸地は一メートルほどの雪で覆われていた。雪靴はなく、土地の事情も分からず、どうにもならなかった。去年の夏、カルティエがイロコイ族の集落を迂回して上流のホシェラガ（現モントリオール）でライバル関係にある部族と取引したため、彼らの感情を害し、原住民との関係は悪化していた。

一行は見知らぬ土地で、敵意を抱いているかもしれない未知の住民に囲まれ、戦々恐々としてい

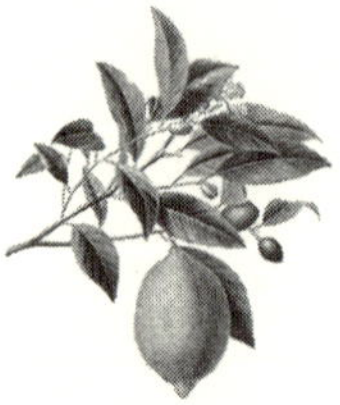

た。去年フランスで購入し船倉に積み込んで古くなった食糧で命をつなぎ、ほんの時たま原住民から生の鳥や獣の肉を手に入れることはあったが、やがて得体の知れない疫病に罹り始めた。歯茎が紫色に腫れ上がり、口を開けるとひどい悪臭がした。体力は衰え、気分が塞ぎ、病気のせいで食欲も失われ、恐ろしい病に冒され死を待つばかりだった。何週間かすると死人が出始めた。

災いは悪化するばかりで一行の中で最も優秀な水兵の二五人が病死した。遺体は冷たい塊となって氷に覆われた船倉にもろい薪のように積み重ねられるか、殺風景な砦の敷地内に置かれていた。うっすらと口を開き、青ざめて強張った屍の顔は一行を待ち受ける逃れられない運命を告げているようだった。「フランスへ帰れる希望はほとんどなかった」とカルティエは記した。この苦境にただ恐れるばかりだったが、彼は「奇病なので、何か手がかりをつかめば他の病人を救えるかも知れないと考え、遺体の解剖」を命じた。一行を苦しめていた病気はこれまで経験のないものだった。粗雑な解剖で、心臓が「白く」しぼみ、周囲に赤いナツメ色の水がたまっているのが明らかになった。肺は「壊疽《えそ》し、真っ黒」で、身体のくぼみからは「どす黒い血」が溢れ出た。残念ながら、病名や治療につながる発見はなかった。医師が解剖を終えると、すぐに遺体を凍土の下に丁寧に埋葬した。

なぜかカルティエを含む三、四人はこの新しい疫病に罹らなかった。彼らは病気の原住民と接触して伝染したと考えていた。「ある日、船長が現状を（そして、病気がどれほど広がっているかを）考えながら森の中の氷上を歩いていたとき、スタダコナのほうから来る住民の一行が見えた」

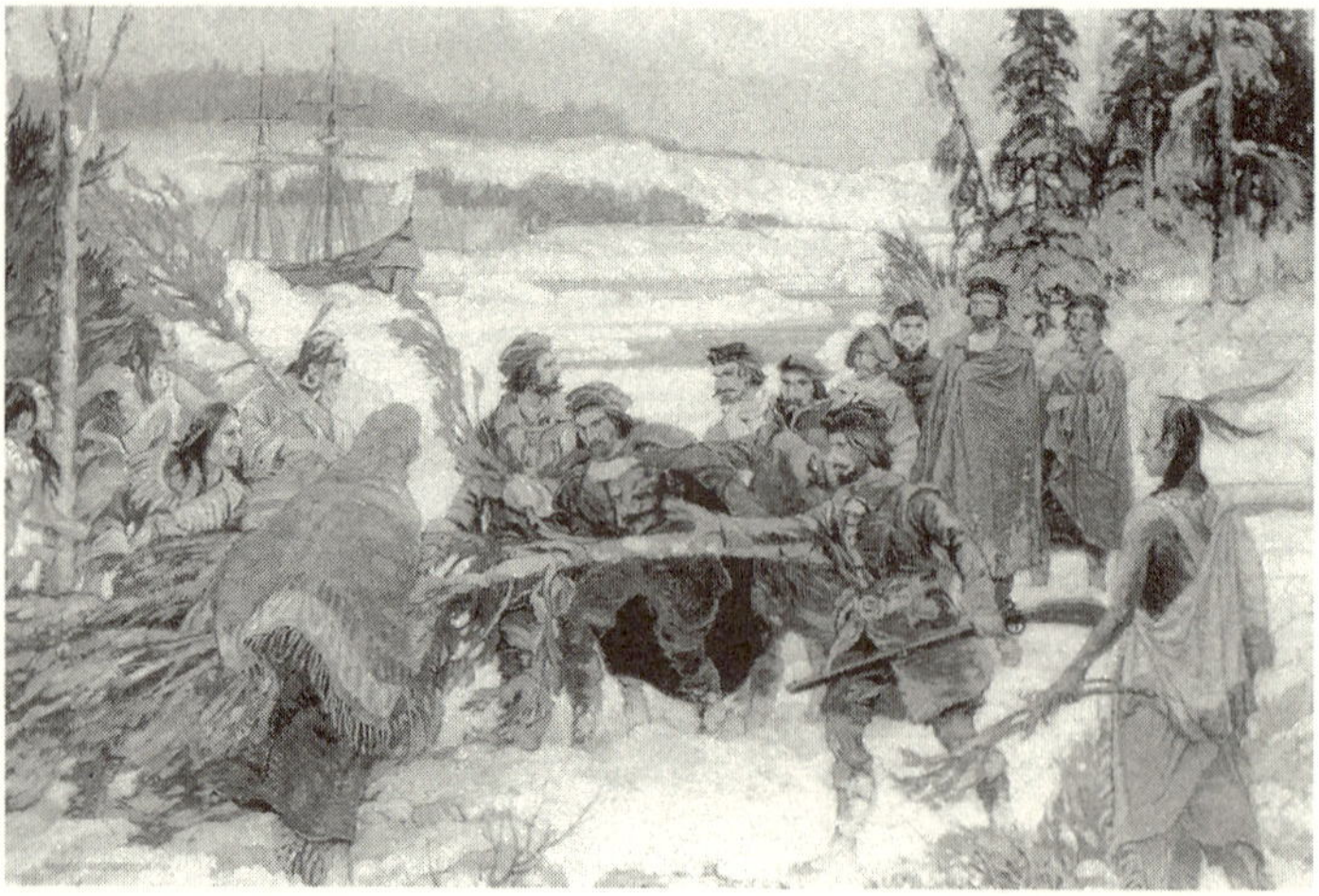

1535年、セント・ローレンス川を航行し、停泊したジャック・カルティエ一行にアネダの秘密を教えるイロコイ族。これを教えられなければカルティエ一行は壊血病で命を奪われていただろう。

と航海誌には書いてある。カルティエは一行の中のドン・アガヤという名前の男に注目した。二週間前にこの男はわれわれ一行の病人と同様の症状を見せていた。「ひざは二歳児の頭ほどに大きく腫れて、筋肉は萎縮し、歯はぐらつき、歯肉は腫れて悪臭がした」。カルティエはその男が健康そのものであることに驚き、男が治療法を教えてくれると言ったのでたいへん喜んだ。乗組員全員がひどい病に罹っていることを相手には黙っていた。原住民が一行の弱みを突いて攻撃するかも知れないと恐れたためで、ドン・アガヤには使用人の一人が病気に罹ったのだと思わせた。

ドン・アガヤは村の女二人と森に入り、アネダ（白西洋スギ）らしき木の枝を一二、三本もって戻ってきた。枝の「煎じ汁」は薬のようだった。カルティエとまだ体力のある三、四人はドン・アガヤに言われたとおり大鍋で樹皮と葉を煮詰めた。初めはいやな臭いのする汁を毒ではないかと疑い誰も口に入れようとしなかったが、一人、二人が試してみた。他の者たちは生き残るにはこれしかないと興味深く見守った。勇気ある者たちは一日おきに煎じ薬を飲み、残り滓を腫れ上がった脚に貼った。煎じ汁を飲んだ水兵はたちまち元気を取り戻し、みなで奇跡の煎じ薬を奪い合って飲んだ。

カルティエは奇跡的に回復した者たちと森へ入りフランスのオークと同じぐらい大きい木の枝を切り取った。集めた枝を砦に運び、皮を剝ぎ、煎じて薬をつくり消えそうな命を救おうとした。死ぬ運命にあった水兵たちは貪欲に汁を飲んだ。飲み始めて六日になるかならないうちに全員の体力が回復したことは、実に驚きだった。驚異を感じたカルティエは「ルーフェンとモンペリエの医者全員がアレクサンドリアにある薬を全部持ち寄って一年かけても、この木が六日で挙げた効果は出せないだろう」と記している。一行は煎じ薬でその冬を健康に過ごし、翌年の夏、帰国の途についた。

帆船時代初期のヨーロッパの探検家たちは誰でもそうだが、カルティエも簡単に手に入る富や、北アメリカを通って香料諸島に到達する航路を探していた。彼は金など高価な資源が大量に眠っているといわれる島々や陸地を発見しようとしていた。それは一六世紀のヨーロッパに共通の目的だった。一四九二年にコロンブスが大西洋を横断した後、ヨーロッパ人は一〇〇年間、世界中の大海原へ探検に出かけた。容易《たやす》く手に入る富へのあこがれと、人口過剰で病気が蔓延するヨーロッパの都市の不潔さから逃れたいという気持ちがきっかけであった。コロンブスは「金はすばらしい。金を手にする者はすべてを手にする。金があれば天国への道さえ開拓できる」と言った。

アフリカを回りインド洋を越えてインドへ、さらに東の香料諸島、モルッカ諸島へ到達する航路を開拓したのはポルトガル人だった。香辛料は防腐剤や古くなった肉の悪臭を消すために貴重であるのみならず、ナツメグ（ニクヅク）やクローブ（チョウジ）などの香料はヨーロッパ各地を荒廃させた疫病の治療薬と考えられた。一部の香辛料は文字どおり金より高価で、水夫たちが未知の土地への航海に命をかけても惜しくないと思うほど貴重だった。この時代の航海は、今日でいえば火星探検と同じくらい胸躍る冒険だった。その前提には、途方もない宝を持って帰りたいという仄《ほの》かな望みがあった。

一六世紀初頭にエルナン・コルテスやフランシスコ・ピサロなどのスペイン人征服者たちは、メキシコのアズテク族、中央アメリカのマヤ族、ペルーのインカ族を征服した。スペイン人が奪い取り、あるいは原住民を奴隷にして掘らせた金や銀は莫大な量だった。毎年メキシコやペルーから船隊が金銀を本国に輸送し、スペインはヨーロッパで最も富める国になった。これに触発されてオランダ、フランス、イギリスも探検のため、後代には植民地拡大のために航海に出た。航海の途上には多数の海賊船が待ち伏せていた。一六世紀、一七世紀を通じてこれらの国の水夫たちは開拓と貿易のために拡大し続ける海洋を定期的に往復した。ところが、カルティエ一行が罹った奇病が頻繁に現れるようになった。

一四九七年に初めて喜望峰をまわりインドと貿易したポルトガル人ヴァスコ・ダ・ガマから、エリザベス時代の情け容赦ない私掠船《しりゃくせん》の船長フランシス・ドレーク、一五九五年に商売で初めて東インド諸島に到達したオランダ商船隊の指揮官コルネリス・ハウトマンまで、壊血病は記録に残るすべての大航海に恐ろしい出来事として記されている。ジョンとリチャードのホーキンズ父子[*1]、サミュエル・ド・シャンプラン[*2]、ヴィトゥス・ベーリング[*3]、ペドロ・カブラル[*4]、ヘンリー・ハドソン[*5]、ルイ・アントワーヌ・ド・ブーガンヴィル[*6]、ジョン・デービス[*7]、ウィレム・バレンツ[*8]など数えきれないほどの探検家がいるが、それはそのまま壊血病の記録でもあった。長い航海に出て初めて壊血病による死者を出さずに戻ったのは海軍司令官ジェームズ・クック船長だった。イギリス海軍は彼にその当時知り得た治療法を教え、幅広い権限を与えるなど用意周到に準備した。しかし、ヨーロッパの海洋探検史・開拓史は壊血病の歴史であり、この病を免れた大遠征はないに等しい。

ポルトガル人フェルディナンド・マゼランはスペイン王の命で一五一九年に世界一周を目指して船員二五〇人、船三隻でサンルカル・デ・バラメダを出港した。アフリカから東に進まず、南アメリカから西に向かって香料諸島に到達した。三年後、船一隻と乗組員わずか一八名が苦難を乗り越えてセビリアに帰ることができて航海中の不幸な出来事を語った（マゼランはフィリピンで死んだ）。最大の犠牲を出したのは壊血病であり、太平洋上とインド洋上で大規模に発生して乗組員の半数が死んだ。陸から遠く離れたところを長期間航海しているときだった。イタリア人水夫アントニオ・ピガフェッタの所持していた航海日誌から一行の苦難がある程度分かった。こう書いてある。

「堅パンを食べたが、なくなるとパンくずを食べた。それにはウジがいっぱいでネズミの尿の臭いがした。すでに傷んで何日もたった悪臭のする黄色い水を飲んだ……ネズミ一匹が半ダカットで売られ、金を持っていそうな者でも手に入れられなかった」。ひどい欠乏と苦しみの中でも――溺死、事故死、原住民との戦いでの戦死は日常だった――最も恐ろしいのは壊血病だった。ピガフェッタは「不幸な出来事の中でも壊血病は最悪だった。男たちの歯茎は上下とも歯が隠れてしまうほど腫れ上がり、何も食べられずに死んだ」と記している。

古代ギリシア時代からジステンパーと呼ばれる壊血病によく似た症状の病気が知られており、ローマ軍団がヨーロッパ北部を行軍した際に報告したが、病気はすぐに海と結びついて船員の病気として知られるようになった。壊血病が初めて記録に留められたのは帆船時代が始まった一五世紀末で、瞬く間に長い航海の日常茶飯事になり、ヨーロッパの海洋国家の間に知れ渡り、世界中が恐れた。壊血病が牙をむくのはたいてい船が母国から遠く離れた陸地の沿岸付近だった――船員は出港した時点で積み込んだ食糧だけを数カ月食べ続けていた。船主や政府は大航海における船員の死亡率を五〇パーセントと計算した。

水夫の病気の症状は一定していた。皮膚は蠟《ろう》のように青ざめて黒い斑点が見られ、頭の働きが鈍った。放っておけば、苦しみながらゆっくりと確実に死に至る。イギリス人医師ウィリアム・クローズは一五九六年に典型的な描写を記録にとどめた。「歯茎が歯の根本まで腐敗し、頰は硬く腫れ上がり、歯は今にも抜けそうだった……息は悪臭があった。脚が衰えて歩行さえ困難だった。その上、全身が痛み、シミや赤い斑点ができた。斑点は大きいものからノミに嚙まれた跡のような小さいものまでいろいろだった」。

一六世紀にイギリス船の航海に同行した無名の医師も典型的な症状を記録にとどめている。「歯茎全体が腐敗して赤黒い血が出る。太股やすねが壊疽にかかり黒ずんでいるので、毎日ナイフで切ってどす黒く濁った血を出した。歯茎も内出血して歯が見えないほど腫れているので歯茎をナイフで切った……腐った肉を切ると赤黒い血が流れるので、口や歯を強くこすりながら尿ですすいだ……問題は食べられないことだった。嚙むより呑み込みたい……毎日大勢の人間が死に、しょっちゅう遺体が海へ投げ込まれている。一度に三体も四体も。ほとんどが手当されずに死んだ。箱の陰などで息を引き取り、ネズミが目や足の裏をかじっていた」。

一七四一年、ヴィトゥス・ベーリングの航海に同行した博物学者ゲオルク・シュテラーは乗組員のほぼ全員を襲った恐ろしい光景を描写している。「病人が死んでいくだけではなかった。元気良く柱に登っていた者も疲労のために落下して死んだ……寒さ、湿気、裸でいること、害虫や害獣、恐怖などは大きな原因ではなかった……われわれ一行の惨めさはどれほどの雄弁家でもとても言い表せないだろう」。

ヴァスコ・ダ・ガマの航海の年代記編者であるポルトガルの詩人ルイス・デ・カモンイスは水夫の病気を詩にした。壊血病に捧げられた初めての詩であろう。英訳される際に何かが抜けたと考えられる。

歯茎は一カ月足らずでひどく腫れ上がった
周囲の歯肉も腫れ上がった
歯肉はどんどん腫れ上がって腐った

壊血病はいたるところに現れた――世界の海を航海する船に乗り込んだ水夫たちに死神は腕を伸ばして摑みかかり、この世に命をつなぎ止める細い糸を引きちぎった。最高の医学的見地からも、常識からも、回復は難しいと思われたとき、奇跡ともいえる治療法が記されていた。病気で消え入りそうな患者たちが起き上がり一週間ほどで仕事に戻った――身体のどこにも病気に罹った痕跡は見られなかった。ペスト、マラリア、黄熱病、梅毒、はしかなど当時よくあった病気に罹って重症になると完治しても元の健康体にはもどれなかった。身体を蝕む原因からどのように回復できたのか納得できる説明はなく、一八世紀には「神の許し」によるという報告が残っている。世の中の常識に反するほど奇想天外な原因も唱えられた。一六〇五年にレスカルボーというフランス人医師は壊血病を「悪い空気による……森の中には腐ったものが多い」として、「質の悪い生肉は消化不良を起こして胃に悪い」と説明した。「良いソース……良質のニワトリ、ヤマウズラ、アヒルの肉、ウサギの肉……春に萌え出る薬草の芽も最高の食べ物で」病気に効く。これで失敗したら「法が認める妻を持つこと。そうでないと心はつねに愛し欲することをやめない。肉体は悪しき気分で満たされ病気の温床となる」と助言した。フランス人水夫フランソワ・ピラードは一六〇二年の東インド諸島への航海の後で、ジステンパーは「とても感染しやすく、相手に近づき息がかかるだけでうつる」と思っていたと記しているが、トマス・キャベンディシュ船長は、一五八六年の世界一周で、壊血病は「血液と肝臓の伝染病」ではないかと言った。アントニー・ニベットはジョン・デービスと南洋（とくに南太平洋）を探検する目的でマゼラン海峡を通過した一五九一年の航海で「灼熱の太陽と夜の湿気のため、ほぼ全員が壊血病になった」と記した。悪い空気、海水、遺伝、感染、ネズミ、神に疎んじられること、湿気、塩辛い食べ物、暑すぎる気候、寒すぎる気候、怠惰、北方民族の脆弱さなど初期の船乗りが言うには、すべてが原因だった。

それどころか、症状は似ていても、一体壊血病とは何なのか、原因は何か、治療はどうすればいいかについての意見は一致しなかった。悪天候でも好天でも、雲りでも晴れでも、陸上に近くても海の真ん中でも病気は発生した。積荷や航海目的の違いが影響するとも考えられなかった。聖職者を船に乗せても死者の弔いはともかく、安心できなかった。初期の船乗りにとって数多の病気の報告に共通する要素は三点しかないと考えられた。つまり、壊血病は海と海上生活に直結していた。南方の民族より北方民族が病気の犠牲になり、その多くが初めて罹った。そして、海に出て数カ月が経って発病した。食事に原因があるという説が流布したこともあったが、すぐに全く根拠のない他の説に組み込まれた。

何百年もの間に繰り返される説は初期症状についての誤解から生まれた。船員に最初に現れる症状は脱力感と憂鬱であり、学者は「ものぐさと怠惰」が後発症状の引き金だと考えた。この推論に従って船員の仕事量を増やそうとしたが、これでは水夫にかすかに残るエネルギーを消耗させて病気をさらに悪化しかねなかった。年代記編者は、たとえば、一五八二年のエドワード・フェントン率いる太平洋航海は「無理のない範囲で運動量を増やすほうがよい。壊血病はものぐさと怠惰に陥ったとき骨に侵入して歯をぐらつかせるからだ」と記した。時は下って一七三六年に海軍医ウィリアム・コックバーンは大きな反響を呼んだ著書『海の病気（Sea Diseases）』で「壊血病は食事と無関係で、怠惰が原因である。怠惰は消化力を妨げて壊血病になる」と述べた。身体をよく動かせば「消化・吸収が高まる」ので壊血病の予防になると主張した。ほかにも、一七一二年にジョン・ホワイトは新鮮な果物が腸炎、つまり小腸炎症の直接的な原因であり「オレンジやレモンやパイナップルなどが豊富な国々に着いたとき、船員はなるべく食べないようにしなければならない。発熱や命にかかわる臓器の障害の原因になるからである」と提案した。

偶然に助かることもまれにあった。一五九六年にイギリス人医師ウィリアム・クローズの治療を受けた幸運な船員がそうだ。船員を瀉血《しゃけつ》した後、クローズはコショウ、シナモン、ショウガ、サフラン、クレソン、壊血病草（トモシリソウ）を加えたビールを一杯与えた。すると、神の御加護と手厚い看護によって患者は奇跡的に助かり、すぐに元気になって仕事に戻った。でたらめに調合したように見える成分の何が効いたのかについてクローズは言及しておらず、改めて試したか否かの記録もない。クローズは瀉血の効果に疑いを持っていたかもしれなかった。瀉血はその後も二百年間、壊血病の治療として流行した。

帆船時代によく行われた治療法は後世から見ればまったく効果のない方法だが、効き目があると言われるのでみな信じていた。一六世紀の処方は壊血病草を海獣脂肉油*を使い卵とともによく炒めるというものである。リチャード・ホーキンズは「海は魚が住むところで、陸地は人間が住むところだから陸地の空気が」治療になると考えた。一七九四年、イギリスのウィリアム・ハッチントンという経験豊かな船乗りは五〇年前の壊血病の体験について記述した。彼はかなり後まで自分が壊血病になったのは塩分の多い食べ物のせいで、毎日お茶一杯を飲んだことが効いたと信じていた。「一日一杯のお茶が私の習慣だった。それ以来できるだけ一日二杯飲むことにした。お茶好きの人たちに知らせたいのは、船上のお茶の飲み方が適切だったということだ……これまでに提案したような生活の仕方によって、その後の航海で仲間の船員たちは壊血病で死んでいったが、私は一度も罹らなかった……それ以来おどろくほど健康に暮らしている」と記した。当時、医学的所見の裏付けになりうるほどの信頼に足る知識はなく、この奇病の原因については各国の間でも、個人の間でも一致した意見はなかった。

ヨーロッパの船乗りが世界各地と接触を始めたとき、外国にはこの病気がないように見えた。壊

＊アザラシを煮て脂分の多い皮などの浮き滓を取り除く

血病をヨーロッパ人の病気だとする説もあり、ポルトガル人、スペイン人、フランス人、イギリス人、ロシア人はとくに壊血病に罹りやすいと考えられた。これらの国々は当時の大海洋国家だったことを考えると当然かも知れない。一五三五年にカルティエはセント・ローレンス川沿いの原住民は壊血病の治療法を知っていると記したが、後の記録から原住民は日常的にこの病気に罹っているわけではなかった（カルティエはドン・アガヤが船員の奇病とよく似た症状を示す病に罹っていたときに偶々出会い、幸運にも治療法を尋ねた）。北極地方のイヌイットも壊血病にならなかった。彼らの食事には生野菜、ミルク、チーズ、穀類が入っておらず、一年中ほとんど生の肉と魚しか食べない。中近東の砂漠で暮らすアラビア人も壊血病の問題はなく、このことが初期の頃、栄養不足が原因だとする医学的見解を遠ざけた。

ヨーロッパ諸国の船長や医師は海上で起こった壊血病の記録を辿り、海の食糧は乾燥し、塩分が濃く、腐っていることが多く、そこに原因があるのではないかと疑った。質の悪い食糧が身体を衰弱させて病気に罹りやすくさせるのではないかと考えた。陸に上がった船乗りは何日かすると劇的に健康になるという証言が多々ある。しかし、海上で生活した経験のある人なら、船の生活と食事を変えることは非常に難しいことを知っていた。健康に良い食事、きれいな水、乾燥した寝場所などは長い航海において無理だった。ノルウェー人や中国人など昔からの海上生活者は、船の上で新鮮なクランベリーや海草やショウガを食べるといいことを知っており、比較的短い航海では壊血病に罹らないようにすることができた。一七世紀のオランダ東インド会社の船員は船の甲板に庭をつくろうとしたが、嵐や大波で土が洗い流されて実験は失敗に終わった。その他の国々の商人も長期の航海用に酢やオイルにつけた野菜、壊血病草、クレソン、あるいはドライフルーツなどの入手しやすく安価な補助食品を用いることを心がけたが、そういうものは比較的短い航海で少人数の場合は効果があるかも知れないが、ヨーロッパでは船の大型化と航海の長期化が著しく、壊血病の阻止に効果があるほど十分な量の新鮮な食品を積むことはできなかった。

＊　＊　＊

壊血病の治療法は現代では明らかだだが、帆船時代に壊血病が最も深刻な奇病だったことにはもっともな理由があった。治療の鍵であるアスコルビン酸、またはビタミンCは初期の医師や科学者の目には見えないも同然だった。果物や野菜には含有量の差はあれすべてにアスコルビン酸が含まれているが、一八世紀には、なぜアスコルビン酸が含まれているものと、いないものがあるのかということに考えが及ぶことも、理論的に説明することもできなかった。たとえば、キュウリにはビタミンCは微量にしか含まれていないが、ブロッコリーには多量に含まれている。オレンジやレモンのビタミンC含有量はリンゴの約一〇倍、ライムの二倍である。北極や砂漠の貴重な食べ物である生の肝臓や腎臓には亜アスコルビン酸が多量に含まれているが、食肉は微量にとどまり、乾燥肉や古くなった肉、あるいは調理済みの肉にはほとんど含まれていない。ジャガイモにはビタミンCは少量しか含まれていないが、バラの実《ローズヒップ》には多量に含まれている。乾燥した穀類にはビタミンCは含まれておらず、卵やチーズにもないが、ヨーグルトにはわずかに含まれている。ワイン、リンゴジュース、ビールには製造方法により微量が含まれている可能性がある。強い酒類にはまったくない。

現代のスーパーマーケットには壊血病の「治療」になる食品や飲料がずらりと並んでいる。真冬でも世界各地の果物や野菜が買えるし、多くの加工食品や飲料にはアスコルビン酸が添加されている。冷蔵庫のおかげで冬が長い北国でも一年中新鮮な果物や野菜が食べられる。ビタミンCの錠剤が買えて好きなときに使える。ハンバーガーには生のタマネギ、レタス、トマトがついていて、アスコルビン酸の含有量は最小限だが壊血病の症状を悪化させない程度にはある。現代では壊血病に罹ることはまずないが、罹った人がいるとすれば、診断ですぐに分かり、さして費用もかからず治療できる。

医学書には壊血病の症状と病気の進行状態が丁寧に説明されている。現代科学は病気の発症に至る過程を十分に解き明かしてくれる。人体をつくり維持するためにはプロリルヒドロキシラーゼ（ヒドロキシプロリン生成酵素）というだいじな酵素が必要である。この酵素がないと人体はコラーゲンをつくれない。コラーゲンはタンパク質の一種で体内の結合細胞、骨、歯の象牙質を維持するために不可欠である。傷を負ったときコラーゲンは傷ついた細胞や折れた骨をくっつける役目を果たす。コラーゲンが不十分だと毛細血管の壁が剝がれたり、骨の細胞がほどけたり、歯茎が崩壊する。歯の根もとにある象牙質もアスコルビン酸がないと分解して歯がぐらついて抜け落ちる。壊血病は人体がゆっくりとばらばらになるようなものであり、組織の結合を維持させるものがないために人体は崩壊する。不思議なことにモルモット、ある種の霊長類、それにコウモリは、ヒトと同様に、体内でコラーゲンをつくり出す酵素をつくるアスコルビン酸がつくれない。ほとんどの動物は体内でアスコルビン酸をつくり出すので壊血病にならない。

アスコルビン酸と関連する酵素、人体への影響はまだ完全には解明されていない。たとえば一九七〇年代のビタミンC療法の権威者でアスコルビン酸の臨床研究のパイオニアであるライナス・ポーリングは、様々な病気の治療にビタミンCの大量療法を勧めた学者グループの中では最も有名である。このグループの研究で最大の争点になった学説がある。心臓病は軽い壊血病の症状に対する人体の反応であるというもので、一般に心臓病と結びつけて考えられる動脈内の傷や血小板の蓄積はアスコルビン酸の欠乏により血管の内壁が崩壊するのを身体が修復しようとするからだと主張した。この理論によればコレステロールや血小板の蓄積は人類が氷河期以来獲得してきた生存のメカニズムである——冬が長く厳しかった時代には、新鮮な食物に含まれるアスコルビン酸が欠乏した——そして、心臓病は、差し当たり、遺伝的な有用性を失った。しかし、この理論は推測であって医学や科学の世界では一般には受け入れられていない。

壊血病の症状が臨床的に現れるのはかなりゆっくりしていて、質の悪い食事を取り続けて六〇日から九〇日が経ってからである（つねに船上で現れるのは出港前から船員が栄養失調であるため）。

衰弱、身体の不調、出血しやすい、関節の痛み、末端の腫れなどの身体的症状より先に、憂鬱、不機嫌、ぼんやり、やる気がないといった心理的徴候が出る。さらに進むと歯茎が腫れてぶよぶよし、出血する。息が臭くなり、皮膚は黄ばんでゴムのようになる。内出血して皮膚や目の下に紫色の斑点が出て、末期になると骨折で一度ついた骨も剝がれる。アスコルビン酸を与えなければ、起立などの急な動きで心臓や脳に内出血が起こって死ぬことになる。アスコルビン酸以外に有効な手段はない。

平均的な健康体のヒトの体内にあるアスコルビン酸は九〇〇〜一五〇〇ミリグラム程度である。一日の必要量は約五〇ミリで、体内のアスコルビン酸が五〇〇ミリを切ると壊血病の症状が現れ始め、長期間低いままだと症状は悪化する。高齢になると体内にアスコルビン酸を蓄えておく力が衰える。船では若年者が壊血病に罹る率が低く、生存率が高いことを裏付けている。一日に摂取すべきアスコルビン酸の量は国によって違う。世界保健機構（WHO）は摂取量を三〇ミリとしているが、米国では六〇ミリである（付表の食品のアスコルビン酸含有量を参照）。人体はつねにアスコルビン酸を消耗しているので、ビタミンCの含有量が少ないザウアークラウトのような食べ物はしばらくなら予防効果があるが治療効果はない。体内のアスコルビン酸がほぼ五〇〇ミリ以下になったら悪化を食い止めるために毎日消耗される最小限の量を補給する以外にない。

壊血病にならないための最善策は体内のアスコルビン酸が平常値以下にならないようにすることである。症状が現れてから「治療」したのでは見当のつかない大事に至りかねず、帆船時代の船上は典型的なそれだった。船では治療のためにアスコルビン酸を多く含む食糧を使う必要があったが、そうした食糧を船内で保存や貯蔵がうまくできなかった。水夫たちが毎日ザウアークラウトを食べていたら、目安として六〇日程度は壊血病を寄せつけずにいられただろう。だが、症状が現れたとき、体内のアスコルビン酸が健康な水準にもどるだけのザウアークラウトを食べることは物理的に無理だろう。

ふつうの船員が生活し労働する条件も壊血病に陥りやすかった。海の生活は健康が維持できる環境にはない。現代の研究では、寒くて湿気の多い環境、質の良い睡眠が十分取れないこと、厳しい体罰の恐怖、嵐、戦闘などによる過度のストレスはアスコルビン酸の消耗を激しくすることが分かっている。炎症や発熱、また傷が癒えるときにもアスコルビン酸の消耗は増える。船乗りはまさに壊血病が避けられないような生活環境と労働条件の下にあるので予防は生易しいことではない。帆船時代の水夫のライフスタイルは、病気を寄せつけないようにするだけでも陸上で暮らす一般人よりも多量のビタミンCが必要だった。

それ以上に問題なのは平均的な船乗りの健康状態だった。海軍の入隊志願者は、だいたい長い冬のあとで何カ月も新鮮な食べ物を食べていなかった。囚人が海に送られる前は粗末な食事をとり薄暗く湿気の多い環境で暮らしていた。強制的に連れて来られた男たちは、全員ではないにしろ、船に乗る前に壊血病の初期症状や栄養失調の徴候を見せていた。同様に帰航途上の商船から引き抜かれた船員たちの多くも数週間、数カ月と海に出ていた後で、すでに体調が悪く、壊血病になりやすい状態だった。

船長は、船員が壊血病の初期の徴候を見せていることに気づいたとしても、積極的に寄港し、最寄りの土地で錨を降ろして新鮮な食料を調達しようとする気はなかった。港で船員が逃亡する恐れがあり、また、友好的な港でなければ接岸して野菜の調達に部下を派遣するのは危険だと考えていた。植物学者が船に同乗していなければ（一八世紀末には医師は植物判別の知識を得るよう望まれた）食べられる草か、毒草かを見極められなかった。上陸すれば壊血病の不安が解消するという確信がないので寄港は考えなかった。その上、寄港すれば熱病や赤痢に罹る危険があった。少しボートを漕げば着くほど陸地に近い場所に錨を降ろしても、船員に壊血病の初期症状があっても、真水調達部隊を除いて、ほとんど船員は海岸に上がるのを許されなかった。とりわけ一六世紀、一七世紀では世界のほとんどが未知の土地だったからだ。一八世紀になると初めて見る土地に上陸することが普通になり、比較的安全だったが、昔の偏見が抜けなかったり、攻撃目標だったりで、初めての土地に上陸する余地はなかった。壊血病はゆっくり進行したので予知できたが、他の原因不明の病気であっという間に誰彼なく人が死ぬこともあった。船長も例外ではなかった。有名なフランシス・ドレーク船長とリチャード・ホーキンズ船長の二人は、一五九六年、西インド諸島で「血の熱病」（黄熱病と考えられる）に倒れた。すでに述べたとおり、士官クラスは健康と食事の両面で条件に恵まれていたので一般の船員に比べて壊血病になりにくかったが、黄熱病やマラリアのように誰彼なくすぐ感染する悪疫よりも、ゆっくり進行する壊血病のほうがまだましだったかもしれない。

水夫は壊血病で衰弱すると黄熱病、結核、赤痢など他の病気にも罹りやすかった。身体を蝕むさまざまな病気で体力を消耗すると壊血病にも罹りやすくなる。ふつうの船員の場合、陸上で生活している人間ならば壊血病に罹らない程度のアスコルビン酸を含む食事をしていても海では壊血病になる可能性があり、それが現代から見れば単純な病気がなぜ何百年間も奇妙な謎であったかの理由の一つだった。

この問題を一層複雑にし、また、その当時治療法を研究していた初期の医師や科学者を困惑させたのはアスコルビン酸固有の脆弱性である。野菜や果物のアスコルビン酸は切ったり、傷がついたり、調理などで加熱処理しただけで多量に失われる。一八世紀の海軍では調理用に銅製の鍋が使われたが、銅の鍋で調理すると約半分、場合によっては七五パーセント程度のアスコルビン酸が失われる。キャベツを銅の鍋でゆでると三分の二が消失するが、鉄の鍋を使用すると五分の一以下ですむ。一七五七年にイギリス人医師ジョン・トラビスは、壊血病は塩水を使って料理した後に残る「かす」に含まれる緑青《ろくしょう》が原因の銅中毒にほかならないと誤った説を述べた。古くなったものや乾燥した食品では半分ぐらい失われる（たとえば、乾燥した豆類に含まれるアスコルビン酸はゼロ）。食品が古くなればなるほど失われるアスコルビン酸の量は増える。こういう混乱があるために、実際的な壊血病の治療法の発見は、二〇世紀のアスコルビン酸の化学構造の発見、および、合成方法の発見に劣らずその時代の最大の科学的解明だった。

しかし、帆船の時代にはアスコルビン酸については全く知られていなかった――知られていたとしても、初期の医師や科学者は、持論やあまりに幼稚な技術に固執していたために限界があった。だが、一七〇〇年代半ばになると、西ヨーロッパ諸国の海軍は必死に壊血病の治療を探究した。船員の被害が甚大で、また、このまま放置すれば政治的にも商業の面でも計り知れない悪影響があったからである。壊血病は海洋の航行にとって悪魔だった。航海で壊血病に無知だと驚異的な損失を招くことが明らかになり、イギリス海軍と医療機関はこの海の病に現実的に対処するため数十年にわたる研究を開始することとなった。

＊1　ジョン・ホーキンズ（一五三二〜一五九五年）一族に海事関係者が多い。イギリス人として最初に奴隷貿易を試み、西インド諸島に航海。リチャードは息子。

＊2　サミュエル・ド・シャンプラン（一五七〇?〜一六三五年）フランスの地理学者、探検家。大西洋を二〇回以上往復し、ニューイングランド地域の地図を作成した。

＊3　ヴィトゥス・ベーリング（一六八一〜一七四一年）デンマーク生まれのロシア人探検家。第一次カムチャツカ探検でアジア大陸とアメリカ大陸の間の海峡（ベーリング海峡）の有無を確認。第二次カムチャツカ探検の帰途無人島（現在のベーリング島）で病没。

＊4　ペドロ・カブラル（一四六七?〜一五二〇年）ポルトガルの航海者。インド航路探検の途中で大きく迂回して現在のブラジルを発見。

＊5　ヘンリー・ハドソン（?〜一六一一年）北西航路の開拓を目指して四回にわたり北アメリカ東岸を北上。一六一〇年にハドソン海峡を通過してハドソン湾を発見したが、そこで部下に置き去りにされ行方不明となった。

＊6　ルイ・アントワーヌ・ド・ブーガンヴィル（一七二九〜一八一一年）フランスの航海者、数学者、軍人。フランス人として初の世界一周を果たした。

＊7　ジョン・デービス（一五五〇?〜一六〇五年）北西航路を探索したイギリス人探検家。一五八五年にグリーンランド南西部とバフィン島東部の間の海峡（デービス海峡）を通過した。一五九二年にフォークランド諸島を発見。

＊8　ウィレム・バレンツ（一五五〇?〜一五九七年）オランダの航海士。北東航路を求めてヨーロッパ北部の海を探検し、一五九七年にノバヤ・ゼムリャ島付近で命を落とした。バレンツ海はその名をとって命名。

第三章

南洋での大惨事と勝利——アンソン卿の悲劇の航海

一七四一年三月七日、しばらく好天に恵まれていたが、この日南アメリカ南端のホーン岬周辺を巡航していたイギリス艦隊は嵐の前兆である強い南風に煽られて激しく揺すられた。太陽はゆっくり雲と靄《もや》に覆われ、暗いうねりが高まり、風は激しく唸った。秋に南半球でおこる強風が吹き始めていた。ジョージ・アンソン提督一行の公式の航海記によれば「その日は一行のほぼ全員が気楽に過ごせた最後の日」となった。

軍艦五隻と小型船一隻に乗り込む男たちにとって三カ月に亘る生きるか死ぬかの戦いの始まりだった。船は絶えず押し寄せる強風と潮流によって東の切り立った岩の岸壁の方へ流されそうになり、それに逆らって必死に南西方向へ航行しようとしていた。風はあらゆる方向から船に襲いかかり船を打ち砕こうとした。空に漆黒の雲が渦巻き、航海できなくなった。砕け散る泡が甲板を乗り越えて船体を叩きつけた。船は荒波にもまれ、高波に突進して、海水がハッチから流れ込んだ。嵐は何週間も荒れ狂い、艦隊は予定をはるかに越えて海を漂い続けた。猛《たけ》り狂う波に翻弄されて船は「山のように高い」海の頂と谷の落差を右往左往し、衝撃で柱という柱はギシギシ音をたてながら

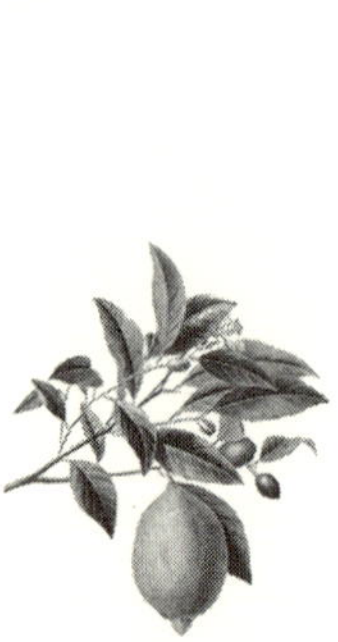

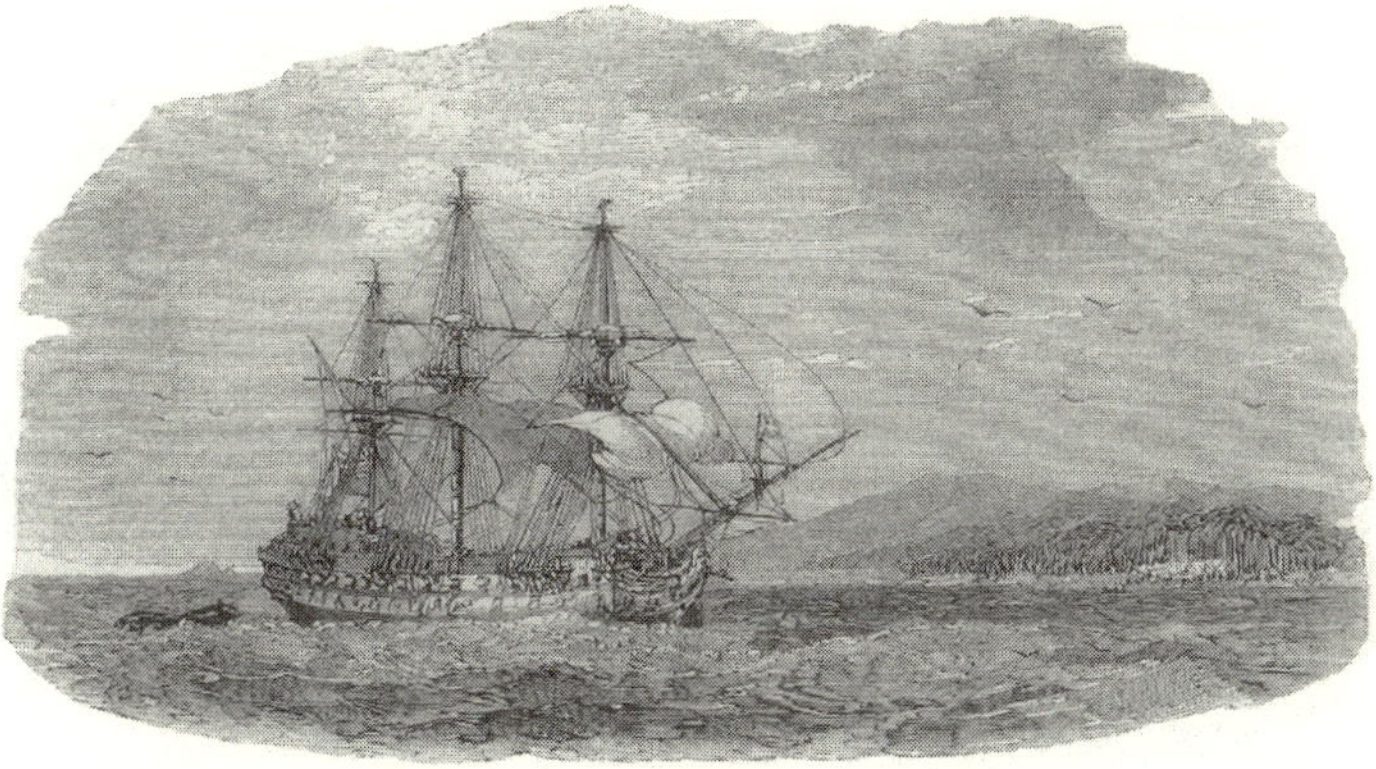

南アメリカの海を航行するアンソンの船

大きく揺れた。航海記には「次々に襲ってくる嵐が合体して、われわれ一行を押しつぶしそうなほど猛威をふるった」とある。

嵐が想像を絶する激しさになったとき、すでに赤痢やチフスで弱っていた男たちに壊血病が牙をむきはじめた。全力を振り絞って荒れ狂う嵐と闘わなければならない時に、男たちは日ごとに衰弱していった。強風と荒波にもまれる下の甲板では男たちが嘔吐物の中で力なく横たわっていた。老いた船員の中には何十年も昔の古傷から血が出て、治ったはずの砕かれた骨が激痛とともに再び離れ始めているのに恐れおののいた。「この病気……壊滅的な事態になった。桁外れの奇病だ」。はじめは船員の三分の一が病に倒れ、悪臭の漂う船底でハンモックに揺られていた。やがて彼らの歯はぐらつき、歯茎は黒く変色し、働く意欲を失った。「正気を失った者、膝を折って丸く縮こまる者、そして衰弱し切った者もいた」。

ハンモックが吊された悪臭のする船倉で死人が出ない日

はなかった。死者は苦痛に歪んだ恐ろしい形相で死んでいった。いちばん大きい軍艦センチュリオン号の航海日誌には毎日一人、多いときは数人が壊血病で死んだと記録されている。四月二八日は「船員リチャード・ドルビーとロバート・フッド、海兵隊員ウィリアム・トンプソン死去」。五月一三日は「船員アーサー・ジェームズ、バーノン・ヘッド死去。後者は突然死んだ」と記されている。一カ月半ほど毎日死者が出た後、とうとう死者の名前を記録することすらできないほど状況は混乱した。五月二八日は「船員が二人、水兵三人」となった。屍はハンモックに包まれ周囲を縫って海に投げ込まれたが、病気はさらに拡大し、生きている者たちも衰弱して遺体を処理し切れなくなった。船倉に押し込められた多数の遺体は、硬直し、海水を被っていた。甲板に放置されたまま船の動きにつれて転がる遺体もあった。四月にセンチュリオン号は四三人を壊血病で失った。五月に船は針路を北に変える。暖かくなり「悪疫がおさまる」と期待されたが、死者は倍増した。艦隊は叩きつける風に吹き飛ばされた。五月末になってようやく嵐も止み、空が束の間の明るさを見せるまで荒れない日は幾日もなかった。

恐ろしい試練の最中に二隻の船がホーン岬の航行を断念して大西洋に戻り、一隻は深刻な故障に見舞われた。壊血病が顔を出す前から傷病者を大勢抱えていたウェイジャー号は嵐で後檣《こうしよう》が折れ、基部が壊れて帆を上げられなくなった。荒涼としたチリの西海岸に沿って北進する船を嵐が襲い、ほぼ全員が壊血病で動けなくなり沈没の恐れがあった。一七四一年五月一四日、ウェイジャー号はごつごつした岩だらけの岸壁に衝突して真っ二つに割れ、大勢が死んだ。衰弱した者ばかりで荒波

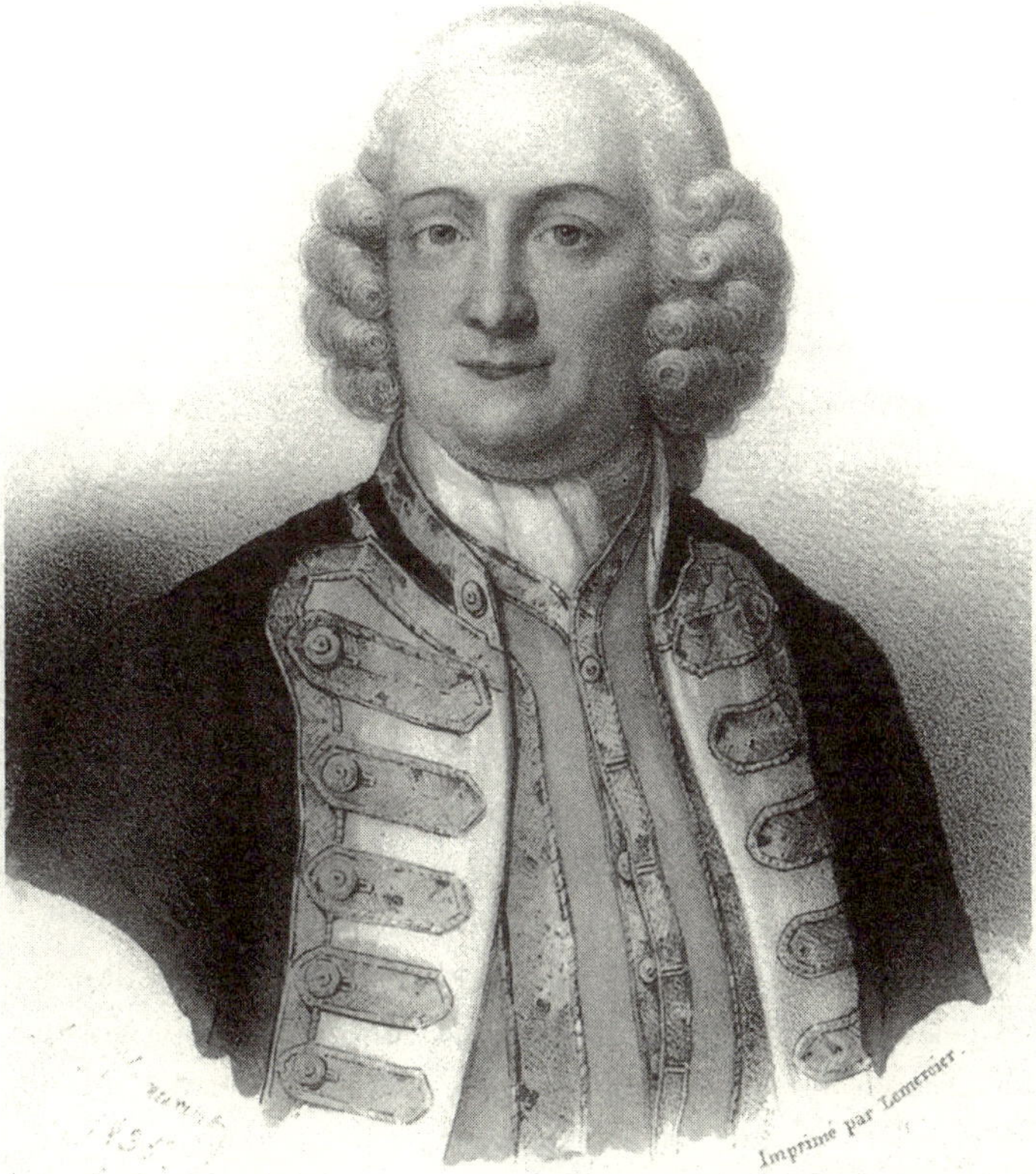

ジョージ・アンソン提督は４年に及ぶ航海を成し遂げた。史上最悪の医学的事件と評され、乗組員の多くが壊血病で死んだ。1740年にイギリスを船出した５隻の内、１隻だけが本国に帰り着いた。

を乗り越えて岸に辿り着けなかったのである。一七三九年末、イギリスとスペインはカリブ海の貿易と主権を争って戦争を宣言した。ジョージ・アンソンは無名の若い将校だった一七一八年にバッサロ岬の海戦でスペインと戦い、また、サウスカロライナとギニアへ航行する商船の護衛艦を指揮した経験もあった。アンソン提督は太平洋の南アメリカ近海で六隻から成る艦隊の指揮を命じられた。イギリス海軍では前例のない桁外れな任務だった。アンソンは太平洋上で「全力でスペイン人を攪乱すべし……遭遇する敵船をすべて襲い、沈め、焼き払って、破壊し尽くすべし」と指示された。スペイン人の町を攻撃することも含まれていた。最も重要な任務はアカプルコとフィリピンの間で銀を輸送するマニラ号というスペインのガレオン船*の捕獲だった。それは「最大の捕獲品」と言われるほど貴重であり、過去に二回イギリスの私掠船が襲ったことがあるが（一五八七年トマス・キャベンディシュ、一七〇九年ウッズ・ロジャース）、イギリス海軍の正式な作戦にはなかった。アンソンの任務はスペインの通商と貿易の中核を攻撃しようとする危険な軍事作戦だった。

アンソンはこの任務を遂行するために二層甲板の軍艦五隻、一層甲板の小型船一隻に補給用の小型ボート二隻の指揮を任された。艦隊がスピットヘッドを出港したのは一七四〇年の九月中旬だったが、同年二月には乗組員や荷物などの手配が始まっていた。旗艦センチュリオン号は一〇〇五トンの大型船で大砲六〇門を配備していた。グロスター号とセヴァン号はともに八五三トンで大砲五〇門、パール号とウェイジャー号は六〇〇トンでそれぞれ大砲四〇門と二四門を配備していた。最後は二〇〇トンの小型船トライアル号である。どの船もマストや帆を修繕し、船員や兵士の増員分を収容するために船室と下の甲板を直す必要があった。船は数カ月間造船所に留め置かれた。戦争が切迫し、海軍はあわてて多数の船を動員したので造船所はすでに満杯だったのである。

船の修理以上に大変なのは何千人もの健康な船員や水兵を見つけることだった。造船所が古くなった船の修理で二四時間フル稼働し、食糧調達係が必死に食糧を集めている間、強制徴募隊は新規採用者を探して波止場近辺の路地をうろついていた。ところが、人間が過密になるとチフスや赤痢などの伝染病が拡がりやすくなり、病気は海辺の町に大混乱をもたらした。海軍の疾病登録者数の増加は徴募隊による新兵の補充を上回り、一七四〇年の夏には健康な船員の数は事実上減っていた。人員不足で海軍の船の約三分の一が使えない状態だった。同年の春は長く厳しい冬のあとで栄養失調の者が巷にあふれ、新鮮な食料品の値段の高騰という問題が重なっており、アンソン艦隊の健康な者たちでさえ数カ月も生野菜や果物を口にしていなかった。おそらく秋の収穫期以降は食べていなかっただろう。選り抜きの船員も健康ではなかった。

アンソンが必要とする船員は約二〇〇〇人だった。一七四〇年七月には船の修理が終了する見通しだったが、まだ数百人足りなかった。アンソンはできるだけ早く出港して嵐の季節が始まる三月前にホーン岬を通過したかった。しかし、船員の補充と積荷の確保は遅々として進まず、航海に出るのは無理だと考えたのだろう。八月上旬になっても出発準備が完了しなかったので、海軍本部は

＊一五～一八世紀初めの三（四）層甲板の大帆船

チェルシー病院の収容者たちを病院から追い出して船員にすることにした。この五〇〇人は戦争で手足を失い、精神に変調を来した元兵士か、高齢で任務に就けない者たちだった。多くが六〇歳を過ぎ、七〇歳以上もいた。歩けないので担架で船に運ばれた。病院に戻して欲しいと必死に頼む者もいたが自力では戻れなかった。アンソンによれば、彼らは病院が許可した者たちの中でもっとも「病んで衰弱した」人たちで働けるだけの体力はなかった。

アンソンは「衰弱してよろよろした者ばかり……軍務どころか診療所向き」の人たちだとあきれ果てた。あまり腹が立ったので、後日「この人たちは敵の顔を見ることもなく、任務に貢献することもなく、このまま病に苦しみながら死んでいくことはまちがいない。若く元気なころは国家のために尽くした末にである」と航海報告に記載した。海軍本部は遠からず傷病者が運び込まれるときのために戦争前に病院を空にしておきたかったのである。海軍は病人が海の苛酷さに堪えられないことを承知の上だった。実際にアンソンの船に乗ったのは病院から出された人の半数にすぎなかった。歩ける人たちは確実に死ぬことが分かっている船に乗るより、逃亡してポーツマスの貧民街で死ぬかも知れない運命を選んだ。逃亡者の中にはあとで病院に戻りたいと頼み込み、受け入れられた者もいる。一年足らずの航海で艦隊がチリの西に辿り着いたときは、乗船した入院患者の全員が死んでいた。アンソンの予想は的中し、大半はホーン岬で嵐と闘っている最中に壊血病で死んだ。任務の遂行にまったく役に立たない「高齢者と傷病者の離脱」は超満員の環境を改善することになった。超満員の状態が続けば病気が広がって健康な水夫たちまでも死ぬことになりかねなかった。

艦隊の補強のために到着した水兵の一団を見てアンソンはさらにあきれた。経験がなく恐がりでびくついている若者ばかりであったからだ。熱を出し、赤痢に罹ってすぐに船倉行きになりそうな者たちばかりが暗がりで惨めに汗をかいていた。衰弱した傷病者は壊血病が蔓延してほとんどが死んだ。艦隊がファン・フェルナンデス諸島に到達したときは八割以上が死んでいた。チリの海岸で座礁したウェイジャー号には傷病者や水兵が最も多く乗り込み、その数は健康な者より五割も多かった。

八月下旬に傷病者の乗船が終わり、膨大な数の乗組員に必要な大量の食糧が確保され、船の構造上もっとも重要な箇所の修理が完了した。いつでも危険な任務に出発する準備が整った。半年近く停泊したままの船上で生活し、たまに新鮮なジャガイモやネギやキャベツの支給を受けつつ船の食糧を食べてきた多くの船員にはうれしい知らせだったにちがいない。あいにく風向きが良くないためにさらに数週間港にとどめられた末、九月初旬にアンソンは突然西インド諸島と北アメリカへ向かう大商船隊の護衛を命じられた。アンソンが率いる艦隊の周りに一五二隻の商船が集まってのろのろ西進するという退屈な仕事だった。艦隊がポルトガルの南西にあるマデイラ島方向へ舵を切ったときは再び向かい風になっていた。二週間の航海が六週間もかかり一〇月末まで島は見えなかった。死者が出始めていたが、壊血病はまだ姿を現さなかった。

出港前に数カ月「港に」停泊していたので船員はほとんど野菜や果物なしの食事を取っていた。軍艦の乗組員が港に停泊することは、一八世紀と現代ではまったく意味がちがう。停泊中の軍艦は

Arctic Ocean
Pacific Ocean
Atlantic Ocean
North America
South America
Sandwich Is. (Hawaii)
Acapulco
Equator
Samoa
Society Islands (Tahiti)
New Hebrides
Fiji Is.
New Caledonia
Easter Island
San Fernandez Is.
New Zealand
Cape Horn
N
75°N
60°N
45°N
30°N
15°N
0°
15°S
30°S
45°S
60°S
165°E
180°
165°W
150°W
135°W
120°W
105°W
90°W
75°W
60°W
45°W

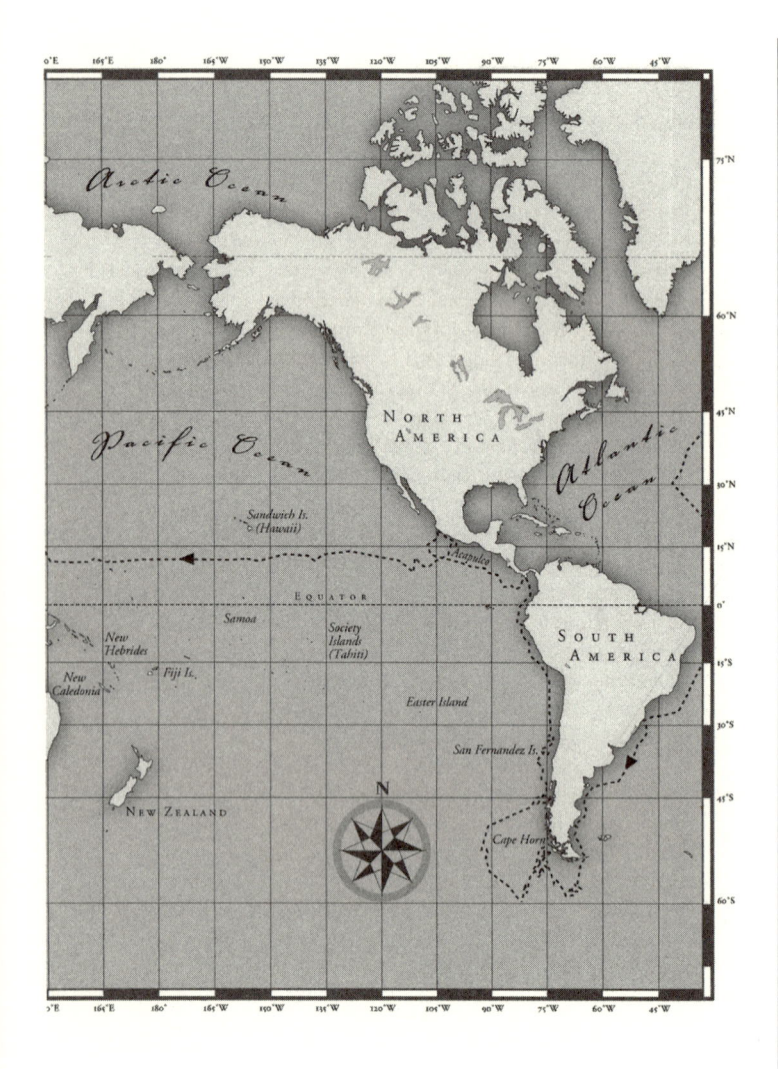

ジョージ・アンソンの航海 1740－1744
アンソンの世界周航路
ARCTIC CIRCLE
EUROPE
ASIA
AFRICA
CANTON
JAPAN
PHILIPPINES
Tinian
NEW GUINEA
INDONESIA
Indian Ocean
AUSTRALIA (NEW HOLLAND)
TASMANIA
Cape of Good Hope

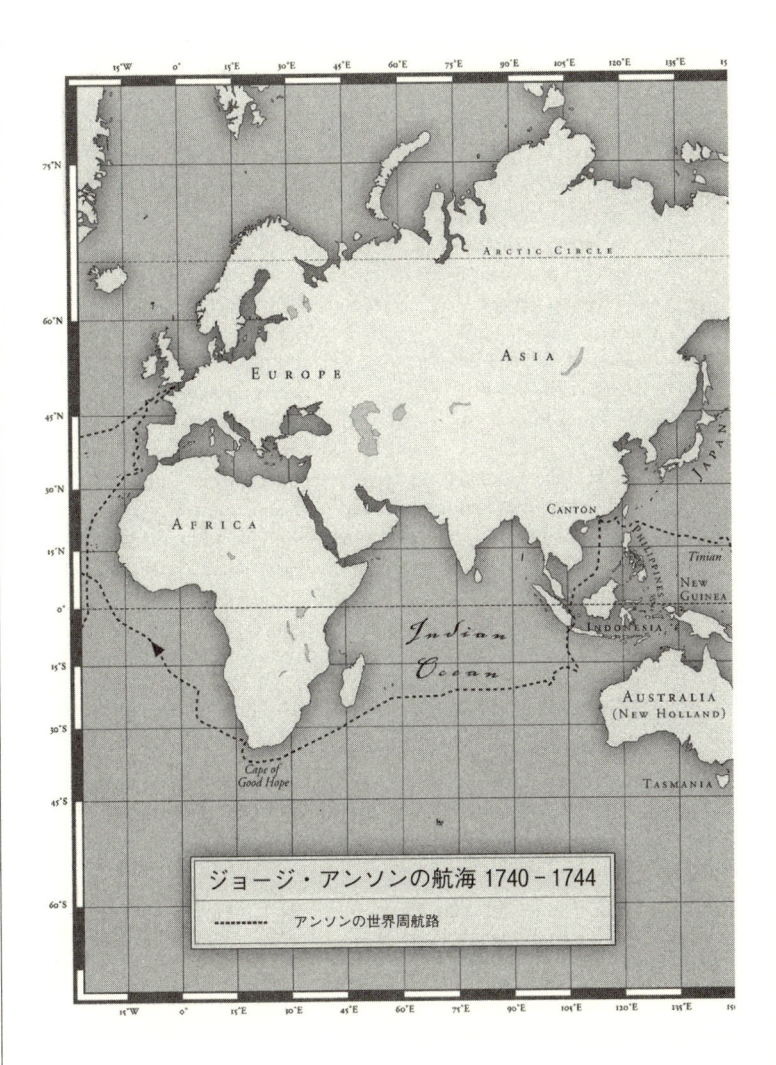

数週間、ときには数カ月も海岸からかなり離れた場所で錨を降ろしたままのことがある。船員は新鮮な食べ物を口にする機会はほとんどなく、休暇を取って陸に上がることもできなかった。それができるのは徴募隊に加わって新米をつかまえに行く場合だけだった。その上、船隊が大きければ食糧に係る経費が膨らむので、食糧の質は落ちた。だから、スペイン船と出会う前に船員の多くが壊血病などの病気で死んだためにウェイジャー号の難破が早まったことは意外ではなかったし、アンソンにしてもそう驚いたようには見えない。海軍本部は当時流通していた壊血病の薬を発注していた。一日一回、酢、硫酸エレキサー（硫酸にアルコールを混ぜた液）、そして「ウォードの薬」という劇薬を二オンス（約六〇グラム）飲ませた（ホーン岬の海で船がもがいていたとき船員たちに激しい下痢と頻尿の作用を及ぼした）。アンソンは「病人が薬を服用したいと強く希望したので、医師に大量の薬を預けた。医師は薬を与えたが効くと信じる者がいたとは思わない」。ジョシュア・ウォードのインチキ投薬療法のおかげで船内が汚れて不潔になり、助かったかもしれない者の死を早めることになった。

艦隊の規模が大きく、準備に相当時間を要したために、ロンドンにいるフランスのスパイはスペインに内通した。スペインは大事な宝の船を奪われまいとして急遽艦隊を編成してアンソンを追跡することにした。一七四〇年一〇月、ドン・ホセ・ピサロ提督はアンソンを阻止して彼の野心を挫くために軍艦五隻を率いてサンタンデールを出港した。二つの艦隊は互いに追跡し合っていた。

アンソン艦隊は数カ月かけて大西洋を横断し一二月にようやく南アメリカの海岸に到達した。一行はブラジル沖合のサンタ・カタリーナ島の港に一カ月近く入港していたが、ほとんどの船員たちは下船しなかった。サンタ・カタリーナ島では「あらゆる季節の果物や野菜が余り手をかけることもなく豊かに実り、大量に供給できた。パイナップル、モモ、ブドウ、オレンジ、レモン、シトロン、メロン、アプリコット、そしてプランテーン（大きなバナナの形をした実）もふんだんにあった」。アンソン一行はタマネギやジャガイモなども買い込んだ。しかし、島を治めるポルトガル人の影響で値段は高かった。ポルトガル人はどの通路にも番人を置き、イギリス人が買えないほどの高値を付けて妨害した。アンソンと事務長は乗組員のためにほんの少し手に入れた。船に乗り込む前からすでに体調が悪かった船員が大勢いたが、出港して半年は新鮮な物を食べておらず壊血病は間近に迫っていた。この航海でもっとも危険な、おそらく世界のどこよりも危険な海域――潮の流れが速く、荒天が多くて有名な難所のホーン岬――に差しかかろうとしたとき、乗組員は衰弱し、壊血病の種が芽を出し始めていた。アンソンの艦隊が甲板にごった返す大勢の水夫を乗せ、波を切ってホーン岬をまわろうしていたとき、ピサロ率いるスペイン艦隊はまずマデイラ島で、次いで南アメリカの海岸伝いに一行を阻止しようとした。スペイン艦隊はアンソンに先回りして太平洋に出て、南アメリカの西側の海岸で待ち伏せしようとした。ピサロの艦隊は五隻で大砲の総数は二八四門、アンソンの方は六隻で大砲は合計二二〇門であり、ピサロの方が多かった。恐るべきスペイン艦隊の五隻とは、大砲六六門を配備した一二〇〇トンの旗艦アジア号を始め、同じく一二〇〇トンで大砲七四門のギブスコア号、八五〇～九〇〇トンで大砲五四門のヘルミオナ号、八〇〇トンで大砲五〇門のエスペランサ号、六〇〇トンで大砲四〇門の聖エステバン号である。ピサロ側の船員は全員で二七〇〇人だが、ペルー駐屯軍から歩兵数百人が増強されていた。スペイン船はイギリス船より大型だったが、長い航海にしては乗組員の数が多すぎて食糧の備蓄も十分ではなかった。急いでアンソン一行に追いつこうとして、スペインを出港したときは四カ月分の食糧しか積み込まず、ブエノスアイレスで水と食糧を供給するよう指示されていた。ピサロはアンソン一行がサンタ・カタリーナ島に入港しているとの噂を聞き、彼らが食糧の補給を終える前に先にホーン岬を回ろうと急いでブエノスアイレスから船出した。

一七四一年三月にアンソンの艦隊を襲ったのと同じ嵐がスペイン艦隊にも襲いかかり、ヘルミオナ号が沈没したほか少なくとも五〇〇人が荒波に呑まれた。ギブスコア号には七〇〇人以上いたが、波に運ばれて岩だらけの岸壁に衝突し半数が命を落とした。残る三隻は激しい波に押し返されて大西洋に逆戻りしてしまったため、五月にウルグアイのモンテビデオを流れるラプラタ川に集結した。ちょうどその頃アンソン艦隊の生存者はファン・フェルナンデス島に辿り着いた。ピサロ一行の状況はもっとひどかった。新鮮な食べ物がまったくない上に、ホーン岬で何カ月も嵐と闘う間に積み込んだ四カ月分の食糧を食べ尽くして飢餓状態にあった。スペイン船で壊血病が猛威をふるっていたかどうか正確な記録はないが、海にいる時間と積み込まれた食糧が基準量に達していなかったことを考えると、彼らが新鮮な食べ物にありつけて壊血病を回避しえた可能性は極めて低い。二隻の船を失ったのは船員が衰弱したことが原因であることはまちがいないだろう。後にアンソンはスペイン司令官の苦難についての報告を聞き「運よくネズミを捕まえたら一匹四ドルで売れたほどひどい苦境に陥ったようだ」と記した。ある船員は弟が死んだことを何日も隠し、腐っていく遺体とハンモックでいっしょに眠っていた。死者の分まで食糧をもらおうとしたためだった。無事にモンテビデオに辿り着いた三隻は乗組員の半数以上が命を落とした。聖エステバン号の船体はひどい損傷を受けて航行できなくなり、他の二隻の帆はずたずたに切れ、マストが折れたので、夏の間に部分的な修理を施すことになった。その後、一七四一年一〇月に旗艦アジア号とエスペランサ号はホーン岬に挑戦したが回りきれず再び戻された。アンソン艦隊はその年の春スペイン艦隊の受けた被害の大きさを全く知らなかったが、敵の状況と食糧事情がもっと悪かったため予想に反して初戦は勝利したのである。

＊　＊　＊

アンソン一行の残った船はホーン岬を回ってから数カ月間ばらばらに嵐の中を漂いながらゆっくり北進し、チリのサンチアゴから数百キロ真西のファン・フェルナンデス島で落ち合った。一行はここで艦隊を再結集し、体力を回復してから任務を続行するつもりだった。旗艦だけで一日に五、六人が壊血病で死んだ。遺体は葬式を挙げずに海に投げ込まれた。他の二隻に比べれば死亡率はずっと低かった。不運続きで島への到着は数週間遅れ、六月になってようやく辿り着いた。正確に経度を計算できないので位置が確かめられなかったからである。やみくもに島を探し回っている間に八〇人が壊血病の犠牲になった。

ホーン岬を回ってファン・フェルナンデス島で錨を降ろすまでに実に多くの船員が死んだ。センチュリオン号で働ける者は七〇人もなかった。二番目の船グロスター号では定員の三分の二が船外に投げ出され、士官とその従僕を除き、生存者もほとんど動けなかった。小型船トライアル号も定員の半数以上を失い、中尉の船長と船員二人が「帆のそばに立つ」ことができた。残った水兵は遠くに島が見えたときのうれしさに信じられぬ思いで泣きながら茫然としていた。「岸が見えたとき熱く込み上げてくるものがあった。目に飛び込んできた草木にどれほど飢えていたことか」。一行の船はマストが折れて帆がぶら下がり、今にも死にそうな男たちが遠くの陸地を一目見ようと甲板に押し寄せる有様はまるで難破船だった。船はゆっくり港に入り、夜の帳《とばり》が下りたころ錨を降ろした。救助してもらえるかどうかわからないが、まだ動ける男たちはボートで病人を運び必要なものを手に入れようとしたが、衰弱しているので何日もかかった。好天に恵まれたことが幸いした。公式の報告には「充分に警戒しながらなので、船の緊急事態に対応できるだけの人員を集められなかった」とある。生と死の間をさまよっていた多くの船員は、汚い船内から外の清々しい空気に連れ出されてほぼ同時に静かに息を引き取った。一行は樹木が生い茂る丘陵の島で当座の野営地を設営した後、病人を介抱し、この度の不幸な出来事を振り返った。現在いる場所は南アメリカに近い未知の海であり、人を寄せつけない寒々とした海岸の住民とまともに戦っていた。スペイン船襲撃の命を受けていたが、しばらくは野営地を偵察する小船でさえ恐ろしさに身を竦《すく》めていた。スペインが五隻で構成される艦隊を追跡に出したことは確かであり、いま発見されたら必ず捕らえられて殺されるだろう。イギリス側にはまだ大きな軍艦二隻と武器を積んだ帆船が一隻あったが、もし戦いになっても船一隻すら動かせないほど健康な人間が足りなかった。アンソンは決断力があり楽観的な人物だったが、形勢不利は自覚していた。巨大な海軍力だったが、今や大きな痛手を被ったぼろ船が三隻あるのみで、壊血病で一〇〇〇人以上も船員を失い、衰弱した数百人が新鮮な食べ物を求めて海岸をさまよう有様だった。上陸してから一週間以上も毎日死者が出るという状況では任務を遂行できる見込みはなかった。

幸運にもファン・フェルナンデス島には「壊血病に効きそうな野菜がほぼ何でもそろっていた……捕まえた動物の肉や魚と野菜は病気の回復にとても役立ち、健康な者にとっても潜伏中の病気の芽を絶ち、健康を維持するのに非常に有益だった」。壊血病になった船員の中には、果汁をたっぷり含んだ果物にぐらついた歯をあてるときに身震いした者もいたという。苦しみながら数カ月かけてゆっくりと元の身体に戻るよう努めたおかげで、一行は病を回復し、天国のような島を離れる準備をした。しかし、死亡者の数は驚くばかりだった。船三隻に乗り組んだ約一二〇〇人のうち、生存者は三三五人だった。センチュリオン号一隻の定員は約五〇〇人であり、三隻の船が航海するのに必要な人員は残っていたが、航海し、なおかつ大砲に人を配置するには人員不足だった——大砲は砲身の長さ三メートル以上、重量も二トンぐらいで操作に六人から一〇人必要だった。センチュリオン号は大砲六〇門を装備する大型船であり、グロスター号もほぼ同格だった。

九月中旬、水平線に一隻の船が見えた。何カ月もスペイン人に発見されるのではと不安だった。ピサロの艦隊かも知れないし、ペルーの偵察船かも知れないが、よく今まで無事に来られたものだ。急いで船員を集めセンチュリオン号に乗せて船出した。遠くに見えた船はペルーのリマを出てサンチアゴへ向かう途中のスペイン商船で、軍備は軽いことが判明し、船の舳先に向けて数発発砲しただけで抵抗もなく船を奪えた。アンソンはスペイン商船の乗船者から、数日前に後にしたファン・フェルナンデス島にスペインの軍艦が待ち伏せていたとの話を聞いた。島を離れるときはスペイン艦隊はホーン岬で沈没したと思っていた。経度計算を間違えて島への上陸が二週間ほど遅れて八〇人ぐらいが犠牲になったが、そのおかげで捕獲・壊滅を免れたのかも知れなかった。アンソンはピサロの艦隊の不運について知った。その知らせは大陸を横断して伝わってきた。アンソンは捕獲した商船に部下を数人乗り込ませて指揮をとり、スペイン人水夫を自分たちの船に回して航海を手伝わせた。それから数カ月の間に別のスペイン商船を数隻捕獲し、ペルーにあるスペイン人の小さな町パイタを襲撃して焼き払った。その後は北上してマニラ・ガレオンを探しながらメキシコのアカプルコまで行ったが一隻も出会わなかった。この間船員たちは壊血病にならず元気だった。捕獲した商船の食糧や陸地から奪った魚を食べることができたからだろう。スペイン商船が襲撃されたという知らせを聞いて不安になったスペイン当局が追撃の艦隊を差し向ける前に、アンソンはスペイン領アメリカの太平洋岸を離れることにした。スペイン人捕虜の解放を命じたが、西インド諸島と太平洋諸島の島民は解放せずに欠員を補強した。

アンソンは二カ月で太平洋を横断して広東に到達するつもりだった。広東にはイギリス東インド会社の出先があった。捕獲したスペイン船をすべて焼き払って海に沈めるよう命令した。センチュリオン号とグロスター号に乗り組ませる人員さえ確保できればよかった。一行はアカプルコ付近で捕虜を解放し、船二隻に銀、金、宝石など貴重品を積み込んで、一七四二年五月六日に西へ向かった。貿易風が盛んな時期に数カ月遅れた。風は凪《な》ぎ、航海は遅々として進まず、壊血病が再び姿を現した。全員がきれいな水を飲み、比較的よい食べ物を食べてきたので医師たちは一様に困惑した。船内も清潔に保たれている上に、人員も少なく、しばしば生魚も取って食べた。しかし、航海日誌には生野菜や果物についての言及はない。七月五日、太平洋のど真ん中で最初の死者が出て、その後一日五人ぐらいの割合で続いた。言うまでもなく「ウォードの薬」で多くの人間が衰弱した。酢や硫酸エレキサーの効き目はもちろんなかった。

壊血病による死者の続出で船内は以前のように戦々恐々とし、アンソンは八月中旬にグロスター号を捨てた。人手が足りず、傷んだマストや索具の修理ができなくなったからである。グロスター号の船員九〇人のうち甲板に立てたのは少年一一人を含む二七人だけだった。壊血病になった船員たちは下の甲板から網に包まれて運び出され小型ボートに移された。船に火が放たれる前、酒類が置かれた船室になだれ込んで酒をくらう者たちもいた。船が燃え尽きるのに一晩かかり、午前六時に火薬庫に火が移って船は大破した。兵曹長の一人は「グロスター号の最後。イギリス海軍の美の象徴だった」と記した。最後の一隻となったセンチュリオン号の船内では、憐れな病人が一日に一〇人の割合で「肝蛭病《かんてつびょう》（寄生虫病の一種）の羊のように」倒れていった。船には略奪した物資がすべて積み込まれ、海水が漏れていたが、乗組員は疲弊しており航海と修理の両方はできなかった。以前は堂々たる偉大な艦長だったアンソンでさえわずかに生き残った健康な男たちを手伝うため、ポンプでの海水汲み上げ作業に加わった。航海日誌にはアカプルコから西へ六五〇〇マイル（約一万キロ）以上も航海したとあるが、陸地はまだ見えない。八月末にマリアナ諸島のテニアン島が見えた。センチュリオン号の中尉フィリップ・ソーマリスは「もう一〇日も海にいたら操縦要員の不足で本当に船を失っていた」と記した。どうにか船が港に入ったときアンソンは死にそうな船員を陸に運ぶために自らボートを漕いだ。元気な者は死にそうな仲間を救おうとオレンジを切ってしたたる果汁を口に注いだ。テニアン島には「牛、豚、レモン、オレンジがあった。われわれが欲しかった宝はそれだけだった」。一〇月末になって船員は健康を取り戻し、船の修理もどうにか完了した。生存者は数百人だけだった。ソーマリス中尉は壊血病について「信じられないくらい猛威をふるった……医師も医術をもってしても壊血病に効く薬を発見できない。どんな薬も一片の芝の匂い、一皿の野菜の匂いに及ばなかった」と専門家ではない者として意見を述べた。テニアン島を離れる前にアンソンはなるべく大量のオレンジを積み込むよう命じた。

満身創痍の船は航海を続けられず広東に近いマカオに入港した。長たらしい官僚的な手続きに辟《へき》易《えき》した挙げ句に、アンソンはようやくセンチュリオン号をまともに修理する人的、物質的な援助を確保できた。一七四三年四月、これほどの危険と苦労を経験したのに、アンソンはまだマニラ・ガレオンを襲撃するつもりで出港した。船には数十人の少年のほかマカオで雇ったオランダ人やインド人水夫を含めても二二七人しかおらず無謀な賭けだった。アンソンは「海水汲み上げの人手が足りず遠からず浸水、沈没すると予想されたので、壊血病で死ぬか、それとも船とともに命を落とすかと覚悟していた（根拠のないことではなかった）」と記した。だが、一七四三年六月二〇日、アンソンはフィリピンのエスピリトゥ・サント岬のすぐ沖で「全海洋の誉」であるガレオン船のコバドンガ号を襲った。わずか九〇分のあっけない戦闘でコバドンガ号は旗を降ろした。アンソン側は死者三人、負傷者一七人を出しただけだったが、コバドンガ号では死者六七人、負傷者八七人だった。コバドンガ号はセンチュリオン号より船体も大きく乗組員の数もはるかに勝っていたが、この船は軍艦ではなく、船員も軍人ではなかった。アンソンは二隻の船を従えてマカオへ戻った。ここで捕虜は解放され、このガレオン船は売却された。

この手柄による収穫は大きかった。イギリスに帰還したときアンソン一行は馬車三二台に金塊や銀塊二〇〇万〜三〇〇万ポンド分の荷物をどっさり積んでロンドン中をパレードした。祝賀に価する戦闘行為のほとんどない戦争で輝かしい成功を収めたのはアンソンの偉業だった。夥《おびただ》しい人命が失われたにもかかわらず大勝利として賞賛された。生還者は相当な金持ちになったばかりか、アンソンは戦利品の分け前で大富豪になり名声も高まった。アンソンはまもなく青色艦隊の提督に昇進し、一七五一年には海軍卿に就任して一七六二年に没するまで同職にあった。海軍卿としてアンソ

A

VOYAGE ROUND THE WORLD,

IN THE YEARS 1740, 41, 42, 43, 44.

BY GEORGE ANSON, Esq.

Commander-in-Chief of a Squadron of His Majesty's Ships, sent upon an Expedition to the South Seas.

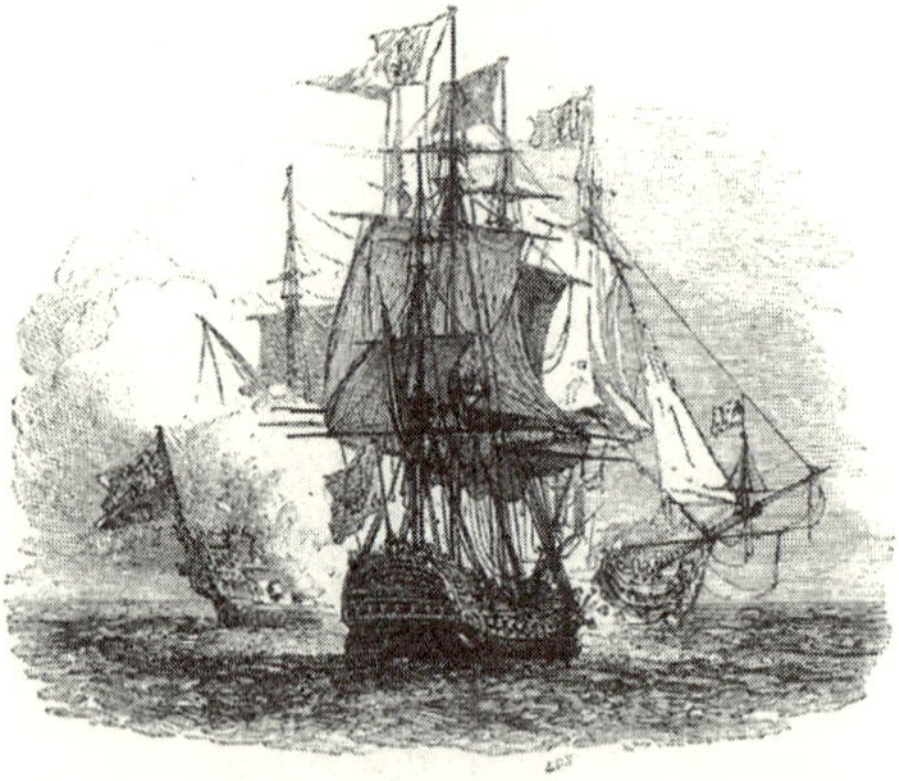

The "Centurion" taking the Spanish Galleon.

TO WHICH ARE PREFIXED,

A MEMOIR OF LORD ANSON, AND PREFACE.

LONDON:
INGRAM, COOKE, AND CO. 227, STRAND.
1853.

アンソン『世界周航』の表紙。センチュリオン号が船体の大きいガレオン船のコバドンガ号を破壊した様子。病人が多数出て人手不足だったが、アンソンは勝利し、生存者は莫大な富を得た。

ンは船の衛生環境の改善に努め、壊血病の研究を奨励した。祝賀ムードが消えた後は余りに多くの犠牲者が出たという現実がお祭り気分を鎮めた。四年前に出港したとき二〇〇〇人いた乗組員のうち生存者は二〇〇人～三〇〇人に過ぎなかった。生存者の多くに障害が残り、士官たちは永久に元の健康を回復できないと主張した。

富を得て国家の威信を高めたほかに、アンソンの航海の最終的な成果はイギリスにおける壊血病の研究が黄金時代を迎えたことだった。この航海で壊血病の社会的損失について世の関心が高まった――イギリス人船員の壊血病による死者は、難破、嵐、壊血病以外の病気、敵対行為などのすべて合わせた死者の数よりも多いということが誰の目にも明らかだった。その上、やむなく手放したグロスター号は桁違いに高価な船だった。海軍本部は船員の命は軽んじていたとしても明らかに高価な船は重視していた。故国から遠く離れた海で大勢の男たちが瞬く間に死んでいったので大事な船も手放さざるを得なかった。いくら立派な船でも操縦する船員や水夫がいなければ航海できない。

一八世紀は対フランス戦争、七年戦争、アメリカ独立戦争、フランス革命など戦争に明け暮れ、その後はナポレオンが、二〇〇年前のスペイン無敵艦隊以来最大の脅威となった。イギリス海軍を度重なる壊血病の危害から解放することは、国の安全保障にとっての至上命題だった。アンソンの航海から数十年後には多くの医師が壊血病とその治療法について研究成果を発表した。その数はそれ以前の二〇〇年間に出た一握りの新発見に匹敵した。しかし、海の病の研究は盛んになってきたが、壊血病はアンソンの航海から数十年もの間大きな謎であることに変わりはなかった。壊血病という問題のもつれた糸を解きほぐすことは医学的論証の根本に立ち向かうことだった。当時の学説は産業革命がもたらす新時代の問題や病気と相容れず、新しい学説が前進するために大きな障害となった。

第四章

見失われた発見

——治療法の研究が始まる

一六〇一年、ジェームズ・ランカスター卿は創立まもない東インド会社の依頼で、四隻から成る商船隊を率いてはるか東方の香料諸島へ先駆的な航海に出た。この男はエリザベス朝時代の伝説的な命知らずで、大胆な商売を企てて海に挑み、この航海の一三年前にはスペイン無敵艦隊と戦い海の男として知られていた。危険でも大儲けできそうな商売はランカスター卿の性格にぴったりだった。危険は承知の上だったはずである。それは地図にない土地で船が遭難して商売敵のポルトガル人に攻撃される危険ではなく、壊血病などの病気だった。当時からほとんどの船員は香辛料が取引されるスマトラなどの島々に到達する前に命を落としかねないと思っていただろう。過去の航海に照らしてみれば半数がそう思っただろう。同時代に生きたリチャード・ホーキンズ卿は一五九〇年代に「私が海に出るようになって二〇年この方、一万人もの船員がこの病気で死んでいる事実を伝えなければならない」と記している。

ランカスター探検隊については、持ち帰った荷が大きな富をもたらしたこと以外に、旗艦レッド・ドラゴン号の乗組員が一人も壊血病にならずに帰って来た事実は驚くべき成果だった（ただし、

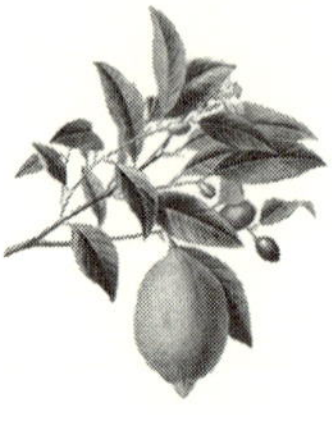

ほかの病気で死んだ船員は大勢いた）。アフリカ大陸の先端を回航するころ旗艦以外の三隻の乗組員に壊血病が広がり始めたが、レッド・ドラゴン号の船員は元気だった。「なぜ旗艦の水夫が他の船の水夫よりも元気だったかというと、ランカスター卿がレモン果汁を船に持ち込み、各人に分け与えたからである。果汁がなくなるまで毎朝スプーン三杯を与え、その後は正午まで何も食べさせなかった……この方法で船員の治療と予防に当たった」と航海記に記されている。

そのころのイギリス商船は長い航海中にレモンを利用するのが定石になっていた。壊血病の治療というよりも予防としての意味合いが強かった。一六一七年、イギリス東インド会社の顧問医師ジョン・ウーダルは海の医療に従事する医師への助言と手引きを兼ねて『医師便覧』を著し、会社の船では予防にレモンを用いたと書いている。「イギリスを出るどの商船にも相当量のレモン果汁が積み込まれている。これは必要な備えで、病気になった者には心強い」と記した。オランダ東インド会社の商船もしばしばレモンを使った。オランダ東インド会社は喜望峰やモーリシャスなど航路の停泊地に柑橘類の農園をもっていた。一六〇〇年代初期には壊血病は主として商船隊に特有の問題だった。海軍はもっぱら沿岸の防備に専念し、遠隔地に駐屯して頻繁に出帆することはなかった。

一七世紀初頭にはレモンが壊血病問題の普遍的な解決策であると見なされた。レモンになぜそれほど効果があるのかについて説明はできなかったが、多くの探検隊が予防と治療の両面で利用していた。ただし、この良き助言もしばしば非常識な思いつきと混じりあった。一六〇二年、フランソワ・ピラードは船二隻を率いて香料諸島に向けて航海し船員が壊血病になったことを記録している。ジステンパーについて詳細に書き留めて（その中でぞっとする解剖についても記録。肺は萎縮し、肝臓と脳は黒く腫れ上がっていた）「シトロンとオレンジの果汁ほど確かな効き目のあるものはない。一度効果が確かめられると誰もが必要な場合に備えた」と述べている。初期のアメリカ移住者も壊血病にはレモンがいいことを知った。一七世紀初期のプリマス移住地総督だったデ・ラ・ワー男爵はカリブ海に出帆したとき壊血病になった。「そこで新鮮なものを食べれば健康に良いことが分かった。オレンジやレモンはとくにいい……まちがいなく壊血病によく効く薬である」と記している。

ランカスターがどうしてレモンの効用を知ったのかは謎である。ポルトガル育ちだったからかもしれない。ランカスターは幼い頃ポルトガルで長く暮らし、当時の国際貿易用語を学んだ。ここでは自然に柑橘類が育ち、食生活の中に使われていた。ランカスターはまた、ポルトガル商人の知恵に触れている。彼らは以前からそれほど長くない航海でもレモンで壊血病を治療していた。一六世紀半ばにポルトガル人が東方のインド、マレーシア、モルッカ諸島などへ貿易帝国を拡大し始めていたとき、ペドロ・デ・カブラルの航海記を記した人物は、多数の乗組員が〈アマラティ・デ・ラ・ボッカ（口の呪い）〉に襲われたとき「モンバサ港に入り新鮮な肉と果物が買えて安心した」と書き留め、オレンジについて「世界の中でベストの一つだ……乗組員を元気にさせた」と表現した。一六世紀末のメキシコ人医師アウグスティン・ファランの医学論文には「知らぬ間に歯茎が蝕まれて、歯が露出し、口が腫れ上がる。これを止めるにはレモンか酸っぱいオレンジ半個分の果汁に、ミョウバンを火であぶるか砕いて混ぜて飲む」という助言がある。*

エリザベス朝初期の私掠船でもレモンの効果に気づいていた者がいた。一五八〇年代にジョン・デービス卿は南アメリカのスペイン人集落からジャガイモその他の野菜や果物を略奪し、壊血病には新鮮な果物がいいと記した。一五九〇年代にリチャード・ホーキンズ卿はブラジルのポルトガル定住地でオレンジとレモンを買い入れた。「仲間たちは皆喜んだ。オレンジとレモンを見ると安心して元気になった。これぞまさしく神の力と知恵の神秘である。これらの果物には未知の偉大な効能が隠れており、確かにこの病気に効く薬である」と記した。フランシス・ドレークも「多量のレモンでわれわれは蘇り」乗組員は壊血病から救われたと記している。

＊　＊　＊

一七世紀初め、イギリスとオランダの東インド会社は、貿易拡大のために派遣した探検隊で壊血病が発生するのを水際で食い止めることができた。しかし、時の流れとともに壊血病はまたもや謎に包まれた殺人鬼になっていた。どういうわけか、レモン果汁や「レモン水」は確実に効く薬とは

*ミョウバンの英名 alum はラテン語の alumen に由来し、甘酸っぱい渋み（収斂性の味）を示す物質を漠然と指していたようであり紀元前にすでに存在が知られている。収斂作用や殺菌作用があるといわれている

考えられなくなった。船長には新鮮な食べ物が必要だという認識はあったが、航海に「レモン水」を積んで運ばず、外地で必要に迫られて港に駆け込むことを繰り返した。航海の予想外の遅れや、逆風、航行の失敗などから多くの船員が苦難に遭い命を落とすことになった。イギリスとオランダの東インド会社の重役たちは長年予防に成功して病気の発生も減ったので、壊血病に無頓着になり、会社の指導部や船長が世代交代して金のかかるレモンの価値に問題提起が出始めた――欲深なレモン業者が壊血病という「神話」を再燃させ無闇に高い治療費をふっかけ、会社は業者に巨額の金を支払っていると考えたのかも知れない。船員も酸っぱいレモン汁を飲みたくなかった。北国の人間は酸味に不慣れな上に、与えられる果汁は質・量とも十分ではなく信頼性がなかった。一六三〇年代になると、イギリス東インド会社は抗壊血病の薬としてタマリンドやビトリオール油（濃硫酸）をやたらに使い始めていた。ランカスター卿が東インド諸島への初航海中、毎日少量のレモン果汁を船員に与えて壊血病の発生を見事に予防してから三〇年しか経っていなかった。

予防薬という概念も馴染まなかったのだろう。一七世紀の商人には、病気でもないのに前もって治療に金を使うという考え方は奇異に映った。後世のイギリス海軍もフランス海軍もそうだった。医師はレモン果汁を直々に管理し、積み込まれる量は少なく、壊血病が発症したときだけに「治療」に使われた。だが、レモンは貴重なので投与される量が少なすぎるという管理上の問題もあった。症状が現れたとき、病気の悪化を避け死を防止するには多量のアスコルビン酸が必要となる。典型的な症状が現れた船員にスプーン一杯の果汁を与えたところでほとんど効果はなく、医師や船長はかえって疑いを深めた。

レモンは確かに高価だった。レモンは一年中あるわけではないので航行中の船で急に必要になったとしても必ず手に入るわけではない。柑橘類は主にスペインと地中海や東大西洋のスペインの同盟諸国で栽培されるので、イギリス船やオランダ船にとってはなかなか手に入れにくかった。カトリック国のスペインは新教徒の国イギリスやオランダと度々不仲になったので、イギリスやオランダの商船はザウアークラウトやリンゴジュースのように手に入れやすく値段も安いその土地の治療法を見つけ出した。ジョン・ウーダルは『医師便覧』の後の版で、入手しやすい壊血病草、クレソン、フサスグリ、スグリ、カブ、ラデッシュ、イラクサなどの植物を代用できるとした。これらの多くは新鮮なときはアスコルビン酸の摂取源としてとてもよい。しかし、長い航海には乾燥したものを持ってゆくことになる。効果はゼロではないが大幅に減少する。

一六六〇年代にライプチヒの科学者アンドレアス・メーレンブロックは乾燥させた壊血病草に有効成分があることを認め「壊血病草の揮発性成分」として賞賛したので、ドイツの船は真水をつくるための蒸留装置を設置するようになり、粉末にした壊血病草を水につけて成分を出してから蒸留した――病気の初期症状が現れたとき水夫に壊血病草茶もどきを与えた。しかし、乾燥した草にはアスコルビン酸はほとんど含まれておらず効果は乏しかった。

スペイン船やポルトガル船は柑橘類がイギリスやオランダより安く手に入ったのに被害は甚大だった。一五八八年、イギリスを侵攻したスペイン無敵艦隊の船内では壊血病などの病気が蔓延していた。病気は無敵艦隊敗北の大きな原因の一つだったが正当な評価はされていない。スペイン、ポルトガルの医師はイギリスやオランダとともに不幸にもレモンから遠ざかる道を歩み、一八世紀になるとレモン果汁は商船の標準積載品目から外された。一八世紀初頭にホアン・デ・エスティネッフェル神父が発表したスペインの医学論文の中に壊血病は「肝臓や脾臓の障害が原因で、脾臓障害の場合が多い。また、臓器や憂鬱性の体液の過剰からも見られる」と述べている。治療には草を煎じた汁がいいとしているがほとんど効果はない（ただし、悪化した歯茎にレモンをこすりつけるとよいとつけ加えた）。

航海が長期化するにつれて壊血病は一層深刻になった。年によって死者の数は船員の半数以上にもなり、これに難破、海上での戦闘、インド諸国*に特有の病気などが加わって船員になることは危険な賭けとなった。一八世紀には、商船ばかりか一国の海軍も長い航海に出るようになった――その時には治療にレモンを使うことはもう忘れ去られていた。

一七世紀末には船員の状態を客観的、常識的に観察せずに、原因は気の塞ぎや体液の不調和からくる障害にあるとされた。医師はとっぴな「治療法」を行ったが効果は全くなかった。そういう治療法は、現代から見れば実にばかげていて、壊血病どころか何の病気の治療にもならないと考えられるが、当時の医師には理論的基礎があって納得していた。経験を通じて得られた壊血病治療の知識がしだいに失われる一方で、医学の基本原則から病気を説明しようとする学説が頭をもたげてくるのはシーソーのようであった。

この時代の学説の基礎であり診断して治療法を示す基になるのは、人体の四体液の調和をとるメカニズムから合理的に説明する学説だった。ヒポクラテスによれば「人体には血液、粘液、黄胆汁、黒胆汁がある。これらが体質を形成し、痛みを感じて、健康を維持する。四つの要素の量と混ざる力が調和し完全に混ざり合っている状態は健康である。いずれかが不足するか、過剰のとき、あるいは、混ざらずに分離しているとき苦痛を感じる」。四つの体液は感情を支配していると考えられた。心血は快活さや楽天性、脳の粘液は冷静な気質、肝臓の黄胆汁は怒りっぽい短気な性格、脾臓の黒胆汁は憂鬱や暗い内省的な気質である。四体液の調和がとれなくなると特徴的な症状が現れ、壊血病になる可能性があると考えられた——食事内容や生活状態、あるいは患者の近くにいるなどとは関係がない。

これは何百年も昔の古代ギリシアやローマから伝わる学説が基になっておりヨーロッパが暗黒時代を抜け出たとき復活した。現代科学は一般に現代に近い研究ほど信憑性を認めるが一八世紀はその逆だった。人間はエデンの園から追放されて以来ずっと堕落しているとの考えからすれば古い学説ほど信頼できるということだ。純粋な思想家の考えだからである。いったん慣例が確立されたら覆すのはなかなか難しい。病気の原因を理解して治療法を見つけるためにヨーロッパ中の医者や学者は古代ギリシア・ローマの医学論文を漁って似た症状の病気を捜し出した。たとえば、ケンブ

＊インド、インドシナ、東インド諸島の旧総称

リッジ大学の栄養学者ケネス・J・カーペンターは包括的な研究書『壊血病とビタミンCの歴史』の中で、一六世紀のオランダ人医師ヤン・エヘトは壊血病についてどういう結論を下したかを詳しく説明している。エヘトは『壊血病について（De Scorbuto）』で「壊血病は脾臓の病である」と言い切った。これについてカーペンターは「現代ならば著者は解剖で脾臓の異常肥大か、顕微鏡検査で細胞の変化が所見されるか、あるいはその両方に基づくとすぐに考える。エヘトはそうではなかった」というのだ。

エヘトは研究に際して何千年も昔の医学書を徹底的に調べた。とくに最古といわれる書物に格別の注意を払った。エヘトは、壊血病は紀元前一世紀のギリシアの地理学者であり歴史学者のストラボン、一世紀のローマの博物学者大プリニウスが述べている病気によく似ていると仮定した。ストラボンはエジプトに進軍したローマ軍が罹った〈stomakake〉と〈sceletyrbe〉について記している。症状は「口の周囲が麻痺したようになり、後者は脚に麻痺が出る。どちらも土地の水や草によって発病した」。プリニウスはドイツで野営するローマ軍について「歯が抜け落ち、膝の関節部がガタガタになる」病に罹ったと述べている。この記述がよく知られた壊血病の症状に一致すると思われたので、エヘトはほかの書物にも同様の記述がないか探した。紀元三〇年ごろ書かれたケルススの『医術について（De Medicina）』には「脾臓が肥大し、歯茎が病んで悪臭を放ち、血が出る。そういう症状がなくても脚にひどい潰瘍ができて黒い傷となる」とあった。そこでエヘトは悪臭、病気の初期によく見られる黒っぽい斑点は、障害を起こして肥大した脾臓と関係があるとの結論に達した（スペインの医師ホアン・デ・エステイネッフェル神父が述べたところと似ている）。脾臓が閉塞、または、肥大すると、体液の一つである黒胆汁が排出されにくくなる。出口が塞がれたために黒胆汁が皮膚に潰瘍や黒い斑点をつくった——壊血病の症状である。血が汚れると理論的には活動が鈍って体力の衰えや衰弱の原因になり、よく知られた症状が出る。そこから導かれた結論は、壊血病は食べ物とは無関係で、脾臓の障害との関係がある普遍的な不調だった。一七世紀の医師セヴェリヌス・エウグレヌスによれば、壊血病は「プロテウス*のようにいたずらで表面からは分かりにくい意外な場所に潜み」、「神が懲罰としてこの世に下したもの」であった。

壊血病は脾臓の黒胆汁の問題と受け取られたので、そのバランスを改善するための薬が投与される必要があった。四つの体液の量は相当あると考えられた——血液は熱・湿、粘液は冷・湿、黄胆汁は熱・乾、黒胆汁は冷・乾とされている。壊血病は冷・乾の病なので治療には熱・湿の薬を用いる。残念ながらこの理論はしばしば現実とは合わなかった。壊血病に唯一効果のある治療法である柑橘類の果汁は「冷」たい薬に類別されて使われなかった。ビトリオール油も「冷」に類別される薬であり実際に効果がなかったにもかかわらず、なぜか日常的に処方され続けた。

医師たちは常識と理論を一致させようとしてかなり無理を押し通した。ライデン大学の医師ヘルマン・ブールハーフェはヨーロッパ全土に強い影響力をもつ医師であり（一七〇〇年代には各国の

＊ギリシア神話の海神ポセイドンの従者で〈海の老人〉と呼ばれ、予言力があり自らの姿を自由に変える能力の持ち主でもある

海軍の医師を受け入れていた)、体液に関する独自の理論が大いにもてはやされて、一八世紀初めにおけるヨーロッパの医師のほとんどが感化された。ブールハーフェは「壊血病の腐敗」は二種類の型に分けられ、各々の原因は異なり、従って治療法も異なるとした。ブールハーフェの学説の要点をごく大まかに述べると、消化器系の働きが悪いと消化しきれない食べ物が腸内に滞り、食べた物によって酸性またはアルカリ性(「腐敗」)になる。壊血病が進行したとき見られる潰瘍は「酸性による毒性」、不快臭と歯茎が腐る症状は「アルカリ性による毒性」に似るとされた。酸とアルカリという二重の要素は異なる治療を必要とした。酸性の壊血病の原因は血清*が非常に薄く「ほか」が濃すぎるためであるとされた。ブールハーフェの方法は実質的に効果はなかったが、酢、硫酸、モーゼルワインとともに、偶然だが柑橘類の果汁は血液の酸性を高め、アルカリの濃度を薄めるのに役立つとされた。アルカリ性、つまり腐敗性の壊血病にはショウガや揮発性塩のように「熱」医薬が必要だった。他の医師たちも基本的にこの考え方に沿うさまざまな治療法を提案した。たとえば、酸性の壊血病は瀉血のようなアルカリ性医薬が必要であると示唆した医師もいた(瀉血して血液の熱を取ることでバランスをとる)。

ブールハーフェは、腐敗ガスは閉塞を引き起こし、すべての病気のもとになるとも考えた。利尿剤は体液の不均衡の引き金になる障害物を排出するので壊血病の治療薬と見なされた。振り返ってみると、ブールハーフェの治療法は誤った根拠に基づいていて考えられない方法だったが、壊血病に関する彼の学説は理論でしかないので、この病気のみで彼の学説を判断すべきではない(彼はライデンで生活していて海に行ったことはなかった。自分で壊血病の重症患者を診たこともなかっただろう)。ブールハーフェは当時の医学界に多大な貢献をした。死亡原因を探る検屍で細胞と内臓の外観を見分けるなどの業績も残した。この時代は経験的療法へ向かってよちよち歩きを始めた時代であり、医学の研究は次の世紀に様変わりした。一七世紀、一八世紀の医学は科学的方法や経験に即した取り組みではなく理論的調和に基づいていた。一八世紀に内臓の働きや循環についてかなり詳しい研究が行われ、体液に基づく説が消えたことは患者にとって良いことであった。一九世紀になると、医学は仮説や理論的調和を求めるのではなく、観察と実験を重視する科学的根拠に基づくようになった。

しかし、一六〇〇年代および一七〇〇年代初期には、四体液のバランスが重視されるとともに、普遍的な病気には普遍的な治療があるという考え方が生まれた。すべての病気と治療法は一つの学説で説明されなければならないとされたのである。病気は単独で診断、治療されるものではなく、人間の病気のすべてを包括する総合的な理論の中に当てはめるべきであると考えられた。当時の物理学(ニュートンの法則など)に発展が見られたように、医学においても普遍的法則、もしくは原則の体系が重視された。生野菜や果物が不足する食事で長期間暮らしたときに壊血病が現れることに気づいて、野菜や果物を食べることが治療になると指摘した医師は医学界ではほとんど注目され

＊血液が凝固して固形物が沈んだ上に残る透明な液体

なかった。では、この指摘は人類を苦しめてきた病についての全体像の中にどのように組み込まれたのだろうか。一八世紀オランダの医師ヨハン・フリードリヒ・バッハストロムは、壊血病は欠乏障害であると指摘し、あいにく、その正しさの故に真面目に取り上げられなかった。

バッハストロムはポーランドのルター派牧師であり、後年オランダとイギリスで暮らした。イエズス会による迫害で投獄され、一七四二年にリトアニアにて五六歳で死んだ。バッハストロムはこの時代の一条の光だった。壊血病が欠乏障害であることを理解していた者は、彼の前後の時代を通じても彼のほかにいない。バッハストロムは壊血病について「生野菜を食べないことに起因し、それこそが病気の主原因である」と記した。水銀、ミョウバン、硝石、ビトリオール油のほかミネラルや化石を原料とする医薬品の使用を非難し、寓話として一人の船員の話をした。その男は壊血病で重態となり、仲間はもうじき死ぬだろうと男をグリーンランドの不毛の海岸に置き去りにした。「憐れな男は」石だらけの海岸を這い回り野獣のように絶えず草を食べていたところ、やがて奇跡的に回復して故郷に帰り着いた。生野菜を食べると健康が増進され壊血病にもならないという教訓である。バッハストロムは植物をおおまかに三分類し、抗壊血病薬（彼が考え出した新語）としての効能にランクを付けた。壊血病草やクレソンのように苦い草はもっとも強力で有効な抗壊血病薬であるとした。その次に「やや酸っぱいか、酸っぱい」根菜類とベリー類、そのまた次に「風味がないか、甘みのある」草や果物がくる。初歩的なランク付けには改善の余地が十分あったが、バッハストロムは「よく見かける草や新鮮な果物はもっともらしい医薬品よりも格段に優れている」と声高に述べてこの世を去った。

一八世紀初めには、医師や科学者によって壊血病は非常に複雑で分かりにくい病になり有効な一貫した診断ができなくなった。医学界はかなり混乱し、医師は体液説を勝手に解釈して診断していた。医師の診断は互いに矛盾し普遍的な判断ができなかった。まるでタマネギの皮のように憶測が重なり合った。大きな矛盾に辻褄を合わせるために先達の理論を曲げて解釈したので、壊血病の原因究明と治療は現状からますます遠ざかった。たとえばイギリス国王チャールズ二世の医師ギデオン・ハーベイは一六七五年に「口腔壊血病、脚部壊血病、関節壊血病、喘息壊血病、リウマチ性壊血病、下痢性壊血病、嘔吐性壊血病、心気症的壊血病、皮膚壊血病、潰瘍性壊血病、苦痛壊血病」があると述べた。普遍的な本質論を求めるあまり常識は見捨てられ学識一辺倒になった。現代でもそうだが、当時も、自分が重視する学説にわずかな矛盾があると、正すべきだと思っても目をつむりがちだった。もっと質が悪くて危険なのは、名誉がかかっているときや金儲けに走るときである。人は真実と思いたいことは進んで信じるという言い伝えがある。何にでも当てはまるかどうかは議論の余地があるが、壊血病を見極め、治療してきた何百年という歳月にあって一つの役割を演じたことはまちがいない。理論偏重の一七世紀、一八世紀の医師は学界でイギリス海軍に対して奇妙な提案をした（おそらくフランス、オランダ、スペインの海軍についても同様）。同じ医師でも外科医と内科医は教育面でも社会的にも違いがあったため、海軍本部は海軍の船医（外科医）の見解について、つねにロンドンの「医師のロイヤルカレッジ」または所属の内科医に意見を求めた。内科医は必ずエディンバラ大学でブールハーフェが提唱した理論を教え込まれていた。海軍が抗壊血病の医薬に関して意見を求めても結果は予想できた。たとえば、一七四〇年に「ロイヤルカレッジ」は、酢の服用は「水夫の健康に大いに資する。とくに壊血病の予防になる」と提言した。酢は温・湿であり、アルカリ性（または冷）の壊血病は酢の酸味で均衡が得られるということだろう。患者への効果が全くないと証明された後でも、酢は長年海軍の船舶の標準積載品目であり続けた。ほかにも、同じ学問上の根拠から、われわれの意見では「硫酸エレキサーは有効な医薬であり、船医の携行品リストに入れることが望ましい。壊血病に非常に役立つはずだ」と海軍に報告した。同様に、アンソンの艦隊、そして一七五三年のイギリス海軍の全船舶は危険な劇薬「ウォードの薬」を壊血病の薬として常備したと考えられる。「ウォードの薬」は下剤であり、壊血病になる体液の不均衡の原因となる腸の障害を取り除くというブールハーフェの学説に基づいていたからである。

海軍は海上生活の実態を観察して忠告を与えたのではなく、海軍とは無関係で、壊血病の症状を見たことはなく、水夫の食事内容に関する知識もなさそうな学界の理論的表明を受け入れたのである。学者は訴えられた症状を大昔のギリシア人やローマ人から受け継いだ医学の模範的仮説に当てはめ、融通無碍《ゆうずうむげ》な治療法に合わせただけだった。医学的判断、医学教育、実践訓練の形式化は、役に立たない理論によって進歩を阻害し、海軍の食糧調達の一元化と相俟って壊血病の予防をほとんど不可能にさせた。船の大型化、航海の長期化、そして政治的な航海重視に伴い、壊血病の実態を知った上での治療がかつてなく重要な課題になり始めると医学界の不条理が立ち塞がった。

一八世紀になると、種々の仮説が混乱の様相を呈し、何が何だか分からなくなった。問題は基本的観察と常識によって解かれるべきで、かつては観察と常識に基づいて判断されたこともあったのだ。医師にとって賢明なことは学んだことをすべて捨て去り、基本的で、観察可能な事実からやり直すことだった。突拍子もない考えで組まれた複雑な格子細工を解体し、その下に隠された真の核心を露わにすることに着手するだけでも頭脳明晰で独創的な考え方をする人物が必要だっただろう。一人の気取らないスコットランド人船医が内科医になり、一七五三年に一冊の本を書き、過去の医学上の問題について考えを述べた。「学説はつくられるものだ。本草薬でも、化学薬品でも、物理療法でも。そして、著者の恣意でその時に盛んな原理がこしらえられる……学者の無知は無意味で難解な専門用語のヴェールに包まれて露顕しなかった。しかし、賢明な学問の復活へ向かうためには、知識の不完全さを覆い隠して知恵深く見せようとして用いた、そういう用語のすべてを拭い去ることが必要ではないか」と。

壊血病は正体が分からず、長い間治療も予防もできなかった。船乗りにとって幸いなことに、一七〇〇年代半ばになると時代精神は過去から受け継がれた真実への信頼から経験的な実験と実証可能な結論へゆっくりと移り変わっていった。イギリス海軍の指導層に惨憺たる打撃を与えたこの病気の予防を改めて発見するために一人の男が尽力した。

第五章

予防の片鱗――ジェームズ・リンドとソールズベリー号上の実験

イギリス海軍の船では身分の上下がはっきり分かれていた。名簿には全員の地位と職務、そして給料が記載されている。トップに君臨するのは船長《キャプテン》で、文字どおり死命を制する事実上の独裁者である。船長は一人で船尾にある居心地が良い個室で暮らす。豪華な個室の入口には衛兵が立ち、船長は自室に士官を招いて正餐を主催し、船の航行について重要な相談をした。船長の下は大尉クラスで、一般的には意欲ある青年たちだが、高齢者もいる。彼らは司令官として十分な訓練も経験も積んでいるが社会的地位や金がなく昇進できない者たちである。彼らは士官室で食事や休養をとるが、そこは船尾の後甲板の真下にある。軍艦にはイギリス海兵隊士官も乗船する。彼らは航行には拘わらないが、士官室で他の士官とともに食事をとっている。海兵隊士官の下は海軍士官候補生の若い貴族たちだ。少年、あるいは大尉昇進試験に合格していない青年たちである。

下級准尉には広範囲の人びとがいる。事務長《パーサー》（乗組員の食糧調達や、マスト用木材、索具用ロープの予備、タール、石炭、厚い木板などの物資調達に責任を負う）、砲手、大工、料理人（たいてい調理未経験の障害者）、そして船長《マスター》（航海および船の航行に責任をもつが重要な決定はしない）

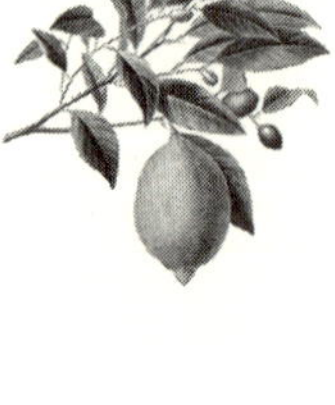

などがいる。船には教師、牧師、船医など、いわゆる公務員と呼ばれる人たちがいた。この人たちも士官室で食事をするが、命令権限はなかった。海兵隊員も階級に組み込まれていたが、彼らの役割は主に船長の権限強化と戦闘の際に兵として行動することだった。さらに下の、一般船員より一等級上にくるのが船医助手だ。助手は船底で寝起きした。甲板下の操縦室内にテントで囲まれた縦横二メートル弱の場所（平時は青年士官室、戦時は傷病者収容室）である。そこは船前部の船倉の真上に位置し、揺れがいちばん大きく、空気はよどみ、自然光はかすかにしかとどかない。水夫の私物や医療器具を入れるだけの十分な広さはなく天井の梁にピンでテントをとめ周囲を覆って乗組員が立ち入らない空間をしつらえてあった。助手に制服はなく、名簿には砲手や大工など准尉と同列に記載されているが給料は一段低かった。海軍の上下関係では船医も助手も高く見られなかった。乗員の健康はほとんど配慮されず、重視されていなかったからである。

一七三九年、ジェームズ・リンドは船医助手としてイギリス海軍に入った。信望ある地位でもなく、報われる仕事でもないが、有力な家族の後ろ盾のない若い医師が経験を積むには良い方法だった。リンドは一七一六年一〇月四日、エディンバラの中流クラスの商人を両親に上から二番目の長男として生まれた。幼い頃から熱心な教育を受け、医師だった伯父の影響から医学に興味を持ったようだ。一五歳のときエディンバラの有名な内科医で外科医でもあるジョージ・ラングランズ医師に弟子入りした。すでにラテン語とギリシア語をしっかり習得していた。当時ラテン語とギリシア語は学界の必須用語であり医学界ではとくに重視された。さらにフランス語とドイツ語の読解力が必須だった。リンドは八年間ラングランズの下で傷の手当や消毒、骨接ぎ、薬の調合、瀉血など外科医の仕事を学んだ。また、エディンバラ大学で教職についたばかりの若い内科医たちから医学理論を学んだ。

情熱溢れる若い内科医たちは町議会から「大学教授」に任命され、全員がライデン大学のヘルマン・ブールハーフェ博士の薫陶《くんとう》を受けた。彼らはエディンバラ大学の医学の伝統を築き、リンドにその後の研究の土台となる学問と研究の基礎を教えた。ラングランズも偶然にブールハーフェの学生であり、当時エディンバラの有名な医師はほぼ全員がそうだった。リンドがブールハーフェの学説に納得していたかどうかは分らないが、彼の四体液説を学び、そのレンズを通して壊血病を含む医学上の諸問題を見つめていた。

リンドは地位の低い外科医見習いとしてスタートしたが、始めから大きな野心を抱いていた。数カ国語を学び、純然たる外科医の仕事よりも医学理論に興味を示していた。一八世紀には内科医と外科医ははっきり分かれていた。内科医は内臓の機能や病理に関心を寄せ、外科医は骨折や外傷の治療を行っていた。内科医は外科医より学歴や社会的地位の高い人が多かった。収入も良く、一般的に家柄が良いか富裕層だった。

一七三九年、スペインとイギリスが戦争を始め、アンソンは航海の準備を開始した。リンドは外科医見習いを修了したが経験不足の若い医師の開業は無理なので、エディンバラでの医院の開業をあきらめてイギリス海軍の船医助手に応募した。外科医会館で試験を受けて難なく合格し、倫理的にも身体的にも医師としても海軍に従事する資格ありと認められた。七年間身分の低い船医助手として働いて海軍医の仕事を学んだ。初期のリンド伝記作家エドワード・ハドソンは「助手はもっとも辛い仕事や下働きをやらなければならない。病人用の粥である大麦湯をつくり、湿布を煮沸し、タオルなど手当用の医療品を洗う。医療品の準備、取り替え、膏薬練りと塗布などをする。患者用のバケツで水を運び、船の甲板前部を掃除し、便器用バケツの清掃も仕事だった。助手は一日二四時間船医のいいなりだった」と記している。毎朝の患者点呼も助手の仕事だった。晴れた日に係の少年が鐘を鳴らしながら船内を歩き、病人を後甲板の真下にあるマストの前に集めた。体調の悪い者や怪我をした者は船医と船長に名乗り出て、傷病の理由や症状を説明し、許可を受けてから通常の任務を外れた。船長は立派な礼服を着用し（制服は船員の給料一年分と同じかそれ以上）、三角帽を斜めにかぶり、腰にサーベルを下げ、名簿を見ながら仮病やさぼりに気をつけていた（海軍ではさぼる者が多いと思われていたが事実ではないだろう。病気になった者は減給になる上に、医薬品の代金を請求されることもあったからだ）。

夜になると助手は船内を一巡して病人を見回った。士官や准尉クラスの病人は各部屋に、一般船員は医務室に収容されていた。医務室は配水管の下の湿ってかび臭い小部屋で、人数も多く、いやな臭いが漂い、くすんだランプがかすかに灯っていた。患者はこの部屋で、鮨詰めに吊されたハンモックに寝ていた。海が荒れれば患者はぶつかり合うことになる。当時、衛生観念はなく、患者は病状や怪我の程度に拘わらず、濁った空気や仲間の吐く息を吸い込めば病気に感染することにもな

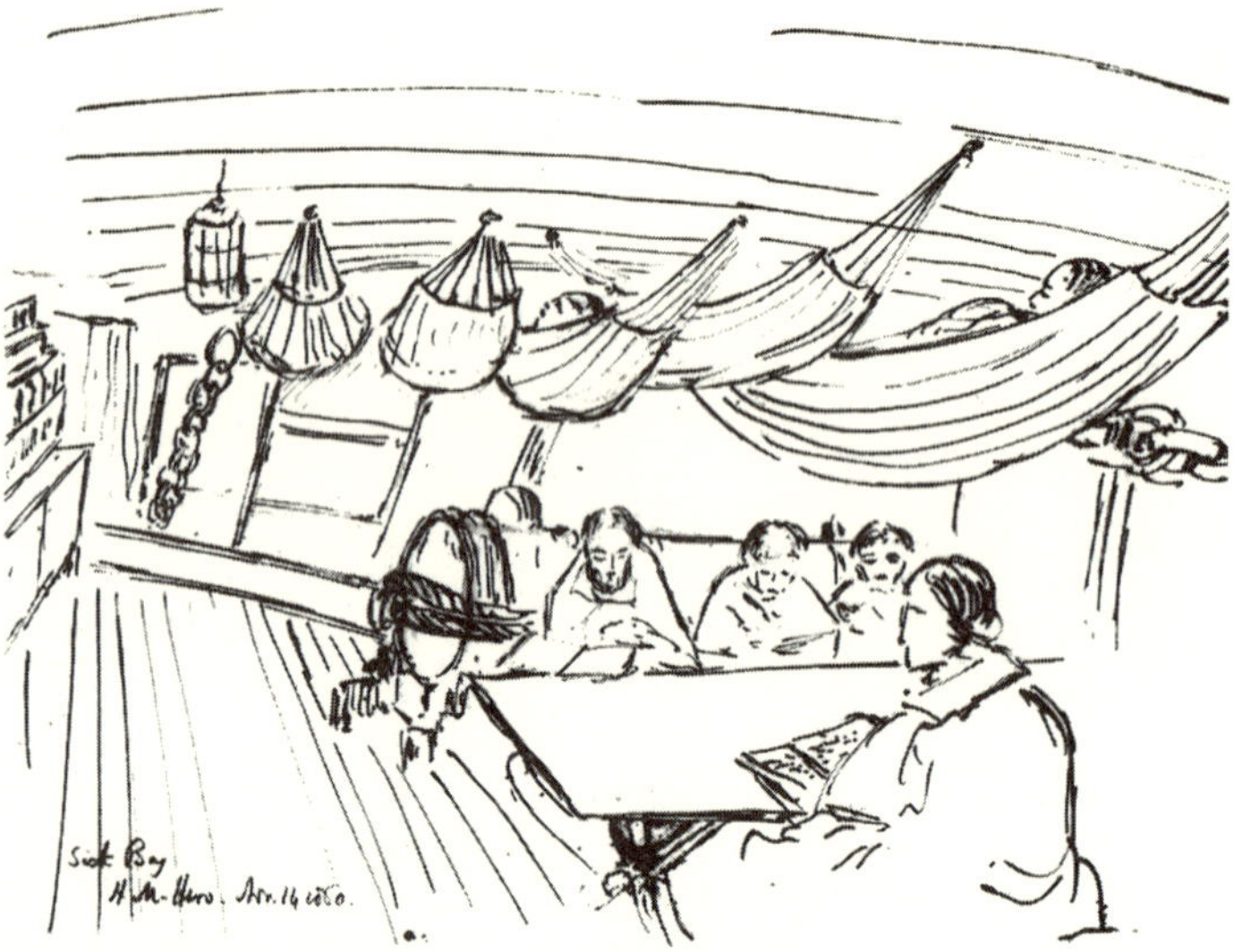

帆船時代、軍艦内の病室は配水管の下にあり、湿気が多く、かび臭く、人で溢れており、くすんだランプの灯りしかなかった。衛生の観念はなく、病人たちはむっとする空気の中で仲間の呼気を吸い込んだため、他の病気に感染しやすく回復が遅れた。

りなかなか回復しなかった。一七四八年リンドと同じ年に海軍に入隊したトビアス・スモレットは、船医助手の典型的な生活を描く『ロデリック・ランダム』を著した。この本は船上における病気の実態のひどさと医療の現状をぞっとするほど誇張して書いている。医務室に関するスモレットの表現は大げさかもしれないが、リンドの体験を彷彿させる。「ここには五〇人の壊血病患者がハンモックに吊されていた。部屋はほとんどすき間がなく、ハンモックとハンモックのすき間は三〇センチしかない。日中でも陽差しがなく、新鮮な空気も入らない。患者の吸う空気には不快な排泄物の蒸気や死臭が混じり、患者は自分の周りにある汚物の中で孵化した害虫に食われる。無力な患者に救いの手は差し伸べられなかった」。

エディンバラ出身で地元を離れた経験のない二三歳の若者にとって、目を丸くするような苛酷な世界への通過儀礼だったにちがいない。リンドは回顧録を書かなかったので海の生活の苛酷な実態へ投げ込まれてどう思ったかの記録はないが、腐った食べ物、濁り水、厳格な規律、そして医師の立場からは戦闘、熱病、事故などの数え切れない傷病を見ていたはずだ。人並み以下の健康状態の男たちが大勢詰め込まれた所によくある問題に対処しただろう。抜歯、接骨、鎮痛処方、性病やこわい黄熱病の治療、そして戦闘で精神に異常を来した者の治療などに当たったり、めった切りになった手足を即座に治療したり、ぽっかりあいた傷口を手早く縫い合わせたり、砕かれた脚の骨をつなぎ合わせたりしただろう。治療を施してもどうにもならないときは司祭に助けを求めることを知ったはずだ。

海軍の記録によれば、リンドは少なくとも一回は戦闘に参加したようだ。一七三九年のスペイン領ミノルカ島*の攻撃だった。ほかに嵐、小競り合い、船の重大事故、多数の乗組員が伝染病に罹った経験もあるようだ。戦闘のときは、医務室、または甲板下後部に設置される傷病者収容室で軍医とともに負傷者の受け入れ態勢をとった。手当の準備を整えるなど助手として何でもやった。医療

*地中海西部にある島

倉庫には「水、リント布＊、怪我の治療材料、滅菌ガーゼ、止血帯、血液を吸い取る砂袋、手術台、器具、薬箱、傷病者を寝かせる毛布」が入っていた。数年間助手として務めた後は、実際に外科治療を施したかもしれない。戦闘時の治療室は、まさに屠殺場のような有様だった。金切り声を上げる男たち――手足を負傷または切断した者、木片が突き刺さった者、大火傷を負った者――が薄暗い部屋に運び込まれ、そのまま二度と上の世界に戻らない者も多数いた。船医が身体に刺さった破片を取り除いたり、骨を鋸で挽き、骨と筋肉を切り離したりするときは辺り一面に血が飛び散った。傷口は煮えたぎるタールで焼灼《しょうしゃく》された。

重傷患者の生存率は非常に低かった。滅菌や麻酔にラム酒が使用され、外科手術の技術は未熟だった。そんな状態の中で成功するには精神的にも肉体的にも強くなければ務まらなかっただろう。リンドは船医に昇進しただけでなく、エディンバラの著名な内科医になり、さらにイギリスで最新かつ最大の病院の院長にまで出世した。海軍在籍中に西インド諸島、地中海、西アフリカへ航海して外科医の仕事に熟達し、また、かなり長期にわたって船の実態を観察したことは、後に学者としての活動、そして海の衛生や海に特有の病気に関する著書の基礎となった。海上勤務の間に多くの知識を総合的に把握した。後の著書の多くは有益で説得力がある。当時は人を煙に巻くような学説が主流だったが、リンドの学説には問題を根本的に理解する冷徹な思考が見て取れる。等級の低い助手の立場では自分の考えを発表できなかっただろう。ただし、医師の義務としてつける自分の航海日誌は別で、昇進前に医学審査会で精査されることになる。リンドの内心は内科医なので、怪我の治療よりも病気の原因や治療法を研究することに関心があった。

一七四六年末、リンドは自分の医務日誌を提出して船医試験に合格した。軍艦ソールズベリー号に乗船を許され、イギリス海峡と地中海を往復する任務に就いた。ソールズベリー号は第四級、つまり、戦列艦、または軍艦としては最小クラスの船であり、第五級や第六級のフリゲート艦よりやや大きかった。最大級の軍艦は一〇〇門を超える砲台を有し、排水量は二〇〇〇トンから二六〇〇トン、さらに八五〇人から一一〇〇人の船員を収容できたが、第四級のソールズベリー号は砲台五〇〜六〇門、排水量一一〇〇トンで、船員三五〇人を収容した。船は全長一五〇フィート（約四五メートル）しかないため船内は狭くてプライバシーが確保しにくかった。リンドはもっと大型の船に乗ったこともあるが、ソールズベリー号はそれでも十分に大きく、相応に病気に罹る船員も多かった。壊血病もその一つで、航海に出て数カ月経つと船員に症状が出始めた。

当時リンドは三一歳、海軍のれっきとした船医として画期的方法を思いついた。彼が分析力と実行力に優れていることの表れである。すでに八年間も海軍で過ごしたリンドにとって壊血病は珍しくなく、船医としては船員が病気に罹らないようにする責任があった。壊血病は彼が乗ったどの船でも発生しただろうが、彼自身が罹ったかどうかの記録はない。リンドは大方の「治療法」を熟知し、どれも効果がないことを知っていただろう。そこで今の考え方と異なる驚くべき独自性を示し

＊包帯用のメリヤス

た。最も一般的な壊血病治療薬の効能を試して評価するため、ある実験を企てたのである。幸いジョージ・エッジコム船長は王立協会特別会員*で、この人の科学的関心がリンドとうまくかみ合った。二人の協力、少なくとも船長の承諾がなければ実験は行えなかっただろう。海軍の多くの船長は新しい考えを積極的に受け入れることはなく、時間的にも物理的にも実験は絶対に認めなかっただろう。

一七四七年四月から五月にかけてソールズベリー号は海峡艦隊とともにイギリス海峡を航行していた。岸から遠い場所ではなかったが壊血病はじわじわと姿を見せ始めていた。艦隊全体の水夫四〇〇〇人のうち四〇〇人以上に症状が出た。ソールズベリー号の正規乗組員のほとんどが徴候を見せ、約八〇人はひどく衰弱した。五月二〇日、リンドは理解ある船長の同意を得、壊血病の船員の同意は必ずしも得ずに「可能な限り同じ条件にしよう」と重症の十二人を別にした。患者は「総じて歯肉が腐り、斑点が出て、脱力感が激しく、膝が弱っていた」。前部船倉の同じ部屋にハンモックを入れて「全員が同一の食事をとるようにした」。暗く湿った部屋だった。朝食は砂糖で甘みをつけた薄い粥。昼食（または夕食）は日によって「新しい羊肉でつくった肉汁」か「乾パンに砂糖を加えて煮たプディング」だった。夜食には大麦、ブドウ、米、スグリ、サゴ、ワインを加えた。リンドは食事の量も管理した。それから一四日間、患者を二人ずつ六組に分けて六種類の異なった抗壊血病薬や食事の献立を割り当てた。

第一グループは「サイダー」（リンゴジュースを発酵してつくる。ごく少量のアルコール分がある）一クォート（一・一リットル）。第二グループは食前に硫酸エレキサー二五滴を一日に三回、また「それでうがいもした」。第三グループは一日に三回、食前に酢をスプーン二杯、また、それでうがいもして、食事にも酢で酸味がつけられた。第四グループはもっとも重症の患者で「膝の裏の腱がかたくなっていた」のだが、この二人には一見していちばん奇妙な方法がとられた。海水だった。「毎日海水を〇・五パイント（約〇・三リットル）飲ませた。体調の具合で加減した」。第五グループは毎日オレンジ二個とレモン一個。六日間でなくなってしまった。第六グループは一日に三回の「舐剤《しざい》」（ねり薬）。これはナツメグ一個の量（約四ミリリットル）をニンニク、芥子の種子、乾燥大根やゴム没薬《もつやく》からつくったもの。これを「タマリンドで酸味をつけた麦湯」で飲んだ。症状次第で「三回か四回、酒石酸水素カリウムが緩下剤」として加えられた。また、リンドは別の部屋に患者数人を集めて時々「鎮静剤」（痛み止め）と酒石酸水素カリウムを与えたほかは通常の船の食事をとらせた。

これは臨床栄養学的に管理された医学史上で最初の実験であり、臨床医学の各分野でも初めての試みだっただろう。オレンジとレモンを与えられた幸運な二人（リンドによれば「むさぼり食った」という）は六日後にオレンジとレモンがなくなったときは完全に近いほどの回復を見せた。一人は顕著な回復を示し「斑点は消えておらず、歯肉も健康状態ではなかったが」その後は硫酸エレ

＊一六六〇年創立の英国最古であり最も権威ある科学の学会

キサーでうがいをして仕事についた。もう一人も良くなり、実験中は二人で「他のグループの看護についた」。

つぎに良好だったのはサイダーを飲んだ二人だったが、二週間経っても仕事につけるほどには回復しなかった。このグループは「歯肉の腐敗は残るが、倦怠感と衰弱は少しよくなった」。これまでの航海で、リンドは、サイダーは壊血病の悪化をとめることはできないが悪化の速度を弱めるらしいことを観察していた。この病気は長引くが、サイダーを飲んだ者は、飲まない者や、ビールやラムパンチを飲んでいた者よりも長生きした。現代の研究によれば、精製や滅菌処理の度合いが高すぎるか保存期間が長すぎなければ、サイダーには少量のアスコルビン酸が含まれており、多少は予防効果があっただろう。硫酸エレキサーでうがいをしたり、これを飲んだりした者は、口腔内の状態は「それ以外よりも優れて良好であった」が「他の症状については内服により好結果が得られたとはいえなかった」。酢、海水または舐剤とタマリンド麦湯からは効果は認められなかった。実験の結果「いちばん効果的だったのはオレンジとレモンだった……この病気に対する海上での最も効果的な治療薬はオレンジとレモンである」というものだった。興味あるのは、最も重症の患者二人に海水を与えたことだった。手に入れやすい海水に効果があると期待したのか、そうでないのか。海水は安くて無尽蔵なので、効果があれば海軍にとってはこの上ない情報だっただろう。後にリンドは「重症の壊血病患者に海水を与え……顕著な効果があった」事例について何度も耳にしたことを記している。海水についてはその後も専門医たちから実行可能で効果的な治療法であると主張されてきた。しかし、リンドの公認の実験ではまったく効果がないことが判明している――現代医学から見れば当然だが、リンドはがっかりしただろう。硫酸エレキサーは当時海軍でもっとも一般的に使われていた抗壊血病薬だったので、全く効果なしを立証したことは、それだけでリンドには小さな進歩だった。ただし、実験で分かったことを公表するのに六年かかり、その時でさえ、明快な証明にもかかわらず誰もが結果を認めたわけではなかった。

一七四八年、イギリスとスペインの間に和平が成立し、リンドはイギリス海軍を去った。リンドは学位を取るためにエディンバラに戻り、急いで『性病について』という論文を書き上げた。その年、リンドはエディンバラ王立医科大学博士になり、王立医科大学から試験なしにエディンバラ市および特別行政管区内で医療活動を行う資格を得て、一七四八年五月三日に開業した。リンドは気取らず、もの静かな態度で医師の仕事に専念し、良い仕事をしたので医院は栄えた。

一七五〇年、リンドはエディンバラ王立医科大学の特別研究員に選ばれた。開業中の医院は繁盛した。世間的な評判を求めない彼の側面はほとんど知られていないが、非常に仕事熱心で、夜に仕事が済んでから壊血病の研究を続けていたようである。後に病院の管理責任者として優れた手腕を発揮したこと、また、論文や著書の徹底ぶりからみると誠実で責任感が強い医師であり、病名が分からないときは分からないと正直に認める人だったといえよう――必ずしもその時代の典型ではなかった。エディンバラでイザベル・ディッキーという女性と結婚した。この女性についてはほとんど知られていない。ただ一七九六年三月六日、リンドの死の二年後に七六歳でこの世を去ったといわれている――結婚したのは二〇代の終わりか三〇代初めであり、裕福な中流家庭の出であったようだ。二人の間にはジョンという一人息子があり、息子も医師になった。

リンドは医師としての名声を確立して経済的な安定を得るために暫く仕事に専心した後、ソールズベリー号での実験と観察について小論文を書き始めた。書くべきことが山ほどあったため、小論文ではなく包括的な本にまとめることにした。数年かけて壊血病に関する古代から最近までの周知の記述をことごとく集めた。外国の知人たちに手紙を書いてヨーロッパ中から資料を取り寄せ、自分で翻訳したり、翻訳を依頼したりした。この作業には多角的な医学的見地からの論評と、リンドだから発見できた論証の集大成である『壊血病に関する図書（bibliotheca scorbutica）』も入っている。郵便制度も確立されておらず現代のような通信技術もない時代にあって、一人の医師が働きながらする作業としては並大抵のことではなかった。リンドは「海軍の医療活動の回顧録として小論文を刊行するつもりだったが大作になってしまった」と記した。

一七五三年、リンドの『壊血病論集。病気の性質、原因および治療に関する研究を含む。同問題に関する既発表論文についての論評および編年史的見解を共に』がエディンバラで刊行された。まもなく諸外国でも翻訳出版された。ソールズベリー号上で臨床栄養学的に管理された実験を行ってから六年が経っていたが、この間イギリス海軍の壊血病発生率には少しも変化がなかった。リンドは自著をアンソン卿に献呈した。当時アンソン卿は太平洋でマニラ・ガレオンを追跡するという歴史的航海を終えて一〇年経った頃で、大きな影響力を持つ海軍の第一人者だった。アンソンの航海記は一七四八年に出版された。この年はリンドが海軍を退いた年で、彼がアンソンの航海記を読んだことは確かで、これに刺激されてエディンバラにいた間も壊血病について研究を深めたにちがいない。論集の初版の序文でリンドは「ウォルター師によってアンソン卿の航海記が出版されてから、経験豊かで勇敢な司令官の乗組員が壊血病によって被った災難を巧みに描いた絵を見た多くの人びとは、病気が何であるかを知りたくなった」と書いた。リンドはアンソンの乗組員が払った恐るべき犠牲の正体を知っていた。この恐ろしい病について改めて研究を始めようとした理由の一つはそこにあった。リンドの論集は四〇〇ページにわたる大作で、古代から当時に至る壊血病の学説と治療法を網羅して分析し、その上で、船員はもとよりイギリス海軍と国家に対して治療法の成果に関する私見の概略を述べた。リンドは、意味を摑みかねる者がいる場合に備えて、壊血病の原因、予防、治療についての評価を行うに当たって十分に時間をかけた。リンドはこう訴えた。人間誰しも苦しむ人をなんとかしたいと思う……まして、国家あるいは国政を担う者にとって、国富、国防、国家の自由を守るイギリス海軍の船員の命ほど大事なものはないはずだ。

リンドはまた「先の戦争では壊血病だけでも相当な破壊力だった。フランス、スペイン両軍がふるった戦力以上に人命を失わせた」と序文に書いている。一〇年後の七年戦争ではもっと正確な記録が残されているが、この戦争でイギリス海軍に発生した壊血病に係わる統計はリンドの発言を裏付けている。現代から見れば、人命および戦力の損失の大きさを知りつつ政府が手をこまねいていたとは常識では考えにくいが、一八世紀半ばには、指揮官クラスは乗組員が健康であればこそとは

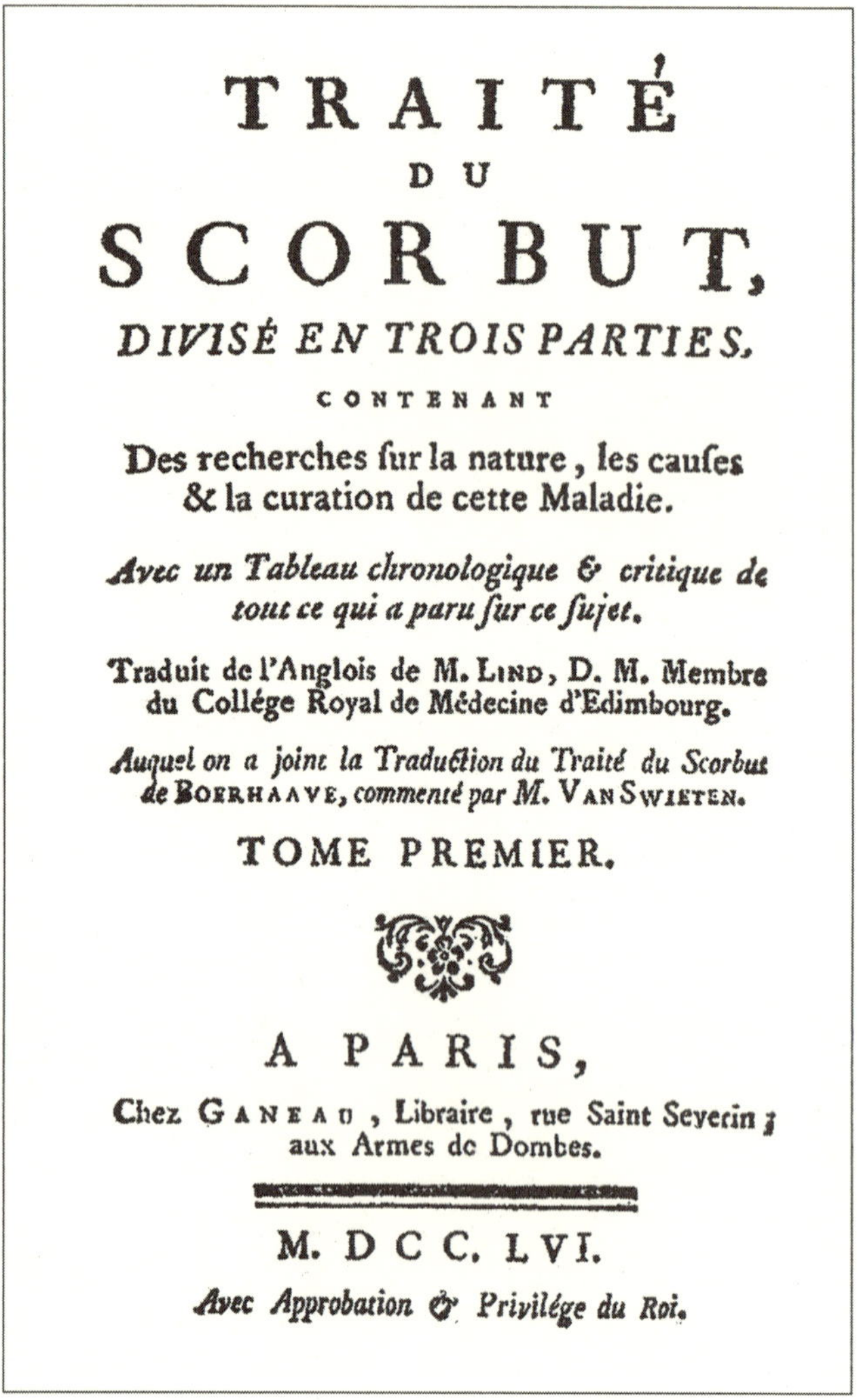

TRAITÉ
DU
SCORBUT,
DIVISÉ EN TROIS PARTIES,

CONTENANT

Des recherches ſur la nature, les cauſes & la curation de cette Maladie.

Avec un Tableau chronologique & critique de tout ce qui a paru ſur ce ſujet.

Traduit de l'Anglois de M. LIND, D. M. Membre du Collége Royal de Médecine d'Edimbourg.

Auquel on a joint la Traduction du Traité du Scorbut de BOERHAAVE, *commenté par M.* VAN SWIETEN.

TOME PREMIER.

A PARIS,

Chez GANEAU, Libraire, rue Saint Severin; aux Armes de Dombes.

M. DCC. LVI.

Avec Approbation & Privilége du Roi.

リンドの『論集』のフランス語版表紙。18世紀半ばの医学界にはヘルマン・ブールハーフェの影響が見える。

考えず、病気の予防を財源と時間の無駄と考えた。リンドは確かに治療医学よりも予防医学に関心が強かった――病気が予防できれば治療の必要はない。だが、この点で彼は時代の先を行きすぎていた。海軍では医学への関心と医学的取り組みについての教練がなかったので士官クラスは医学に無知な者ばかりだった。

壊血病は直接乗組員の生命を奪わなかったとしても体力を奪って任務を精一杯果たすことをできなくし、また、他の病気に対する抵抗力も失わせたと論文の中で説明した。壊血病は「時として船や艦隊に大被害をもたらすのみならず、必ずと言っていいほど船員の健康に悪影響を及ぼす。目に見える災禍に至らない場合でもほかの病気を広げることがある」と述べた。長年海で暮らした経験を基にした的確な観察だった。リンドは治療法の発見を通じて得られたことの概要を述べてから、ソールズベリー号で行った臨床実験の詳細（オレンジとレモンが最も効果的だったという結論を含めて）を詳述し、その後に病気の予防法を列挙して壊血病に関する学説を展開した。

壊血病に関する古代から現代までの学説についての詳しい分析はとりわけ説得力があり、医師がこれを読めば当時の状況がしっかり把握できただろう。それは一七五三年までの文献批評だった。「この問題に正しい光を当てるには多量のがらくたを取り除く必要があった」と述べた裏には、何年もかけて壊血病に関する諸説を集めて評価する作業に専念した事実があっただろう。それまで、そして、残念なことに、それ以降も医学者が唱えた学説は実にばかばかしいものが多く、私見や時流に乗ってはいけなかったはずである。

リンドは批判の対象とした「高名な権威者たち」に対して「悪意から業績に異を唱えたのではなく、真実および人類のためにそうした」と謝罪した。リンドは一七世紀の有名なオランダ人セヴェリヌス・エウガレヌスについて「彼の虚栄心と図太さは実に堪えがたい」と評して特別の怒りを感じていた。エウガレヌスは適切な病名をつけられない症例はどれも「壊血病性」であるとした。彼の例にならう人びとについて「その愚かしさはエウガレヌス以上である」と痛烈に批判した。

リンドがでたらめな学説を批判したことは当時のばかばかしい医学の常識を一新する役割を果たした。学説の価値は証拠と証明によるべきとする主張は当然の慣行とされるべきだった。現代から見れば、なぜそうならなかったのか不思議である。リンドの臨床実験は現代の基準からすれば粗雑で初歩的だったが、真の進歩だった。臨床実験を過去にさかのぼれば一一世紀以来いくつかの実験があるにはあるが、考え方は確立しなかった。リンドは壊血病に関する学説についての偏らない徹底的な批判、症状と経過についての簡潔な診断、そして、的確で効果的な治療法を示したにもかかわらず、原因についてはその後、長たらしく曖昧な論証をしたことでその卓越性が台無しになってしまった。

かなり複雑で独特なリンドの論証は彼自身の観察とも関係づけにくかった。リンドの最大の失敗は、他の学者の誤った推論を見事に覆した重要な分析を自分に向けなかったことだった。一貫した筋の通った要約は難しいが、彼の難解で凝った論証は、基本的に壊血病は発汗作用が阻害されることが原因であり、それによって人体のアルカリ度のバランスが崩れるというものである。アンバランスは海や船上の空気中の湿気が原因となる。リンドは試行錯誤で生野菜や柑橘類が壊血病に最も効果があることを証明したが、残念ながら、病気の根本原因についての分析は凝りに凝っただけの推測でしかなかった。ブールハーフェの影響が容易に見て取れるが、腐敗ガスの有害な特性には触れず、脾臓にも言及していない。

「動物の体は固形組織と液体からできている。これらはすべての物質のさまざまに異なる元素からできていて、腐敗しやすい……四つの体液は、絶え間なく循環する過程で固形組織との摩擦や相互作用によって、きれいで健康な状態からさまざまな程度に刺激性のある腐敗物に変質しやすい……排泄の大部分は無意識の発汗作用である。イタリア人サンクトリスは、これは体内に取り入れられた肉と水分の八分の五に相当することを発見した……排泄される体液は自然に発散され、体内に長くとどまると最も有害で悪性になり……悪臭を放ち腐敗性を帯びる。ここからさまざまな病気が起こる」と他の学者がこういう説を唱えたら、リンドは「実にくだらない」と一蹴しただろう。だが、彼は医学界で注目されるためにわざとらしく勿体ぶった論証が必要だと感じたのかもしれない。リンドは不明瞭な言葉づかいで理論を展開した。おそらく論証を確信していた。ただし、他の学説への厳しい観察と分析に反するものである。リンドの説では酸はすべて壊血病の治療になるが、実験では硫酸エレキサーと酢は患者に何の効果もなかった。不思議なことにリンドは自分の論証の不備を認めてさえいた。「というのも、オレンジとレモンはともかく多量の酸がある。そのため酢や硫酸などは優れた代替品であると結論を下す者が当然いるだろう。しかし、実験してみるとそうでないことが分かる。船で酢が不足したことはなかったし、硫酸エレキサーは長年持ち込まれていた。にもかかわらず、イギリス海峡艦隊では大勢の隊員が壊血病に痛めつけられた……オレンジやレモンと酸には一致する性質もあるが、他の点、とくに人体への効果においてはまったく異なる」。リンドは混乱し、論理の糸がほどける度にそれを繕おうとしたので次第に常識とかけ離れていった。リンドは酸の中のあるものには「別の性質」があると認めたが、その性質が何んであるかを示すことができなかった。

リンドの失敗は当時の学説で主流だった思考法に合わせようとしたことも要因といえる。医学界で尊敬を勝ち取るためには、壊血病について明らかにした上で、病気という大きな体系内の位置づけを示さなければならなかった――特例だけではだめで、人体のすべての病気を理解する基礎となる学説を工夫しなければならなかった。当時の医学の目標が高すぎたために、リンドが行なった症状と観察の成果によって、すべての病気を網羅する体系に当てはめることができなかったことは無理がない。他の学説を退けた論証の犠牲となりながらも失敗に気づいていたようである。「信仰の世界でよくある熱狂的になって他人に見えないものが見えてしまうようなことが薬効についてもいえるだろう。遠方まで薬を持参するのだから、世界のどこかではいっそう効果をあげるのかもしれないし、反対に害を与えるのかもしれないと疑ってみることは絶対に必要である」。リンドは壊血病の治療法を発見したものの、資金、知識、そして科学者としての洞察が足りなかったために原因を導き出せなかったといえるし、研究を深めることは彼には到底できなかった。

リンドの壊血病の原因に関する複雑な論証や、なぜオレンジとレモンがこの病気の治療になり予防のために柑橘類の果汁摂取を勧めるのか、そして、硫酸エレキサーに抗壊血病薬としての効果がないことの説明が不十分なことにも、医学界はあまり関心を示さなかった。リンドの現実に即した治療は自説も含めて曖昧な諸説に呑み込まれてしまった。論集が出版されてから数年で複数の学者がリンド説を真っ向から否定する論文を発表した。治療についても反対した。リンドの学説が医学界で熱い注目を集めなかったのは、正直ではあるが同僚への配慮に欠けたことが原因であり、そのために彼の推論がなかなか受け入れられなかったのだろう。リンドは同時代の人間を遠慮なく批判した。彼が他人の芝生に足を踏み入れることを快く思わなかった者も二人いた。

＊　＊　＊

リンドの論集が発表された年、アンソニー・アディントンという影響力のある医師が『海上壊血病試論——壊血病の治療と航海で真水を清浄に保存する簡単な方法の提案』を出版した。アディントンは上流階級を専門に診る医師であり、ウィリアム・ピット首相の専属医でもあった。彼は著書を海軍の貴族七人全員に献呈した。精神科医にしては珍しい大作だったが、彼には海の経験はなかった。壊血病の診断はリンドが批判した根拠が基礎になっていた。症状や病気の進行に関するリンドの分析に比べると、同じ時代に出版されたとは思えない内容だった。「最終段階では伝染しやすく妄想を生みやすい。震え、喘ぎ、痙攣、麻痺、卒中を起こす。紫斑や黒っぽい斑点が出る。内臓、体表を問わず激しい出血がある。高熱が続くか、熱が出たり引いたりする。関節に激痛が走り、肋膜炎、黄疸、がんこな便秘、差し込み、嘔吐、下痢、赤痢、疫痢を起こす」とアディントンは書いている。アディントンの見立てではどういう症状なら壊血病の症状でないのかと不思議に思うほどだ。それにもかかわらず、この有名医は壊血病の最も良い治療法は海水――飲料用に清めるため――と、出血を減らすために瀉血することであると堂々と唱えた。海水を保存して清浄を保ち壊血病の治療に資するために少量の塩酸を加えて船の飲料水に混ぜることを提案した。

リンドの論集はアディントンの論文から数カ月後に発表され、リンドはアディントンの分析を評価して、誤った根拠に基づいており価値がないと一蹴した。一九五一年、A・P・ミクルジョンは『医学史誌』に「リンドに関する彼（アディントン）の意見の記録はないが、好意的であったとは思えず、時と場合によってはリンドに反論しただろう」と記した。

リンドはエディンバラ大学時代からの知人である貴族チャールズ・ビセットとも折り合いが悪かった。アディントンと違ってビセットは航海の経験が豊富で海の病気の治療にも詳しかった。一七五五年、ビセットはリンドの論集に刺激され、リンドが誤っていると思われる点に反論するために『壊血病論、イギリス海軍のために』という小冊子を著した。ビセットは壊血病には「高熱や下痢が長引くこと、断続的に続くこと、潰瘍など」いくつかのはっきりした症状が現れると主張した。明らかに壊血病ではない症状を壊血病の症状として列挙した。ビセットは太陽熱が「生命力」を弱め、海軍の食糧の質を劣化させると考えた。壊血病予防のために備えた肉汁は質が粗く、ねばつき、均一でなくなる。胆汁などは油性が強くなり劣化する。摂取された肉の酸敗油*はその性質を失わず、繰り返し摂取されるあくの強い動物の油脂と異常に混じり合って腐敗した汁が体内をめぐることになる。

ビセットの学者ぶった冗長な論証の全体を明快に簡約するのは非常に困難であり、大半は読者に非日常的な専門用語を印象づけるだけのように見える。しかし、ただ一点だけは間違いなく明らかである。壊血病の理解者がジェームズ・リンドであると思わせてはならないということだ。彼はわざとへりくだって「リンド医師は壊血病の主な原因は新鮮な野菜の不足だと考えている。同じ理由で新鮮な肉類、ワイン、パンチ、スプルースビール**あるいは予防になるものなら何でも加えただろう」と書いている。ビセットはもちろん壊血病に良く効くものを考えていた。それはラム酒などを水で薄め砂糖を加えた強い酒類だった。砂糖は「緩下剤、洗浄剤の働きをし、熱を発しないので抗壊血病効果が高い。逆効果だとする根拠のない偏見があるが、それは誤りであって、砂糖は緩下、洗浄、保護、防腐作用があるので壊血病の優れた医薬品である」。ビセットはまた、米は「抗壊血病の強い効果と回復を促進させる性質がある」とも考えた。リンドは一度もビセットに反論しなかった。

*油脂が変質して粘度が上昇し、臭気を発する
**トウヒの枝と葉を入れた糖蜜をゆでて造る醸造酒

ビセットのリンドに対する敵愾心《てきがいしん》は政治的傾向の違いから出ていたのかもしれない。ビセットは一七四五年にスコットランドでチャールズ・エドワード・スチュアートが反乱を企てた際に、これを撃退するハノーバー王朝軍に加わった。リンドはジャコバイト*の反乱に加わったことはなく、ジャコバイトへの共感を示す記録も残ってないが、A・P・ミクルジョンは「肖像画を描いてもらうときが来ると、当時の偉大な肖像画家に頼まず、地位を追われたジャコバイトのジョージ・チャールズ卿に依頼した」と認めている。ビセットは科学界や医学界の有力者とつき合いがあり、貴族的なスコットランド人医師ジョン・プリングルとも親しかったようだ。

プリングルは生涯にわたってイギリス海軍の軍医長や国王ジョージ三世の専属医であり、また革新的な著書『軍隊の病気に関する観察』を発表し、兵士の健康改善をはかるために公私にわたって衛生を強調した。病院は戦争当事国の双方から尊重されるべきとの考え方の先駆者でもあった。患者には貴族や各界の有力者がいた。一七七二年に王立協会会長に就任する前から社会的地位と影響力があった。プリングルは一七七〇年代を通じてクック船長の航海と壊血病に強い関心を持ち、アメリカ独立戦争中は海軍の壊血病対策に関与した。

アディントンやビセットはリンドより尊敬され影響力があった。当時は能力より縁故や社会的地位がものを言った時代で、立証可能な証拠がほとんどなくてもリンドの論証と同じ配慮が払われたのは不思議ではなかった。だが、リンドのソールズベリー号での画期的な実験は壊血病の解明への道の第一歩を踏み出させたのである――実験の証拠は出版され、他の人びとも読むことができた。

リンドの実験まで壊血病は明確に病気とは定義されていなかった。壊血病という言葉は海の病気のすべてを指す常套句として使われていた。一七世紀の海軍医ジョン・ホールは「病人がいて、病名が不明ならば壊血病を疑うべきだ」と記した。リンドの論集が出版されてから数年経っても壊血病は以前と同様に大きな問題だった。しかし、海軍は徐々に壊血病問題の解決へ関心を向け始めた。壊血病をめぐる知識や情報は海軍が目的を遂行する上で無視できないほど大きくなり放置できなくなった。

＊　＊　＊

残念なことに、でたらめな論証のほかにも壊血病研究を邪魔することがあった。リンドは病気の原因を確かめることができなかったが、それは水夫には他にも病気があったり、栄養失調だったりして、病人の状態から症状を特定するのが困難だったからである。しかし、士官や士官候補生は一般の乗組員よりも壊血病になりにくく、それは少なくとも生活や食事の内容が全体的に良いためだと考えた。

リンドは新鮮な食べ物の不足が病気に直結していると考えたが、暖かさ、正しい休息、船内の換

＊ジェームズ二世派の人びと。スチュアート王家支持者

気についても論じた。これらの要素は確かに一般の船員の環境を改善して体内のアスコルビン酸が消費される割合を減らしただろう。だが、長期化する航海で壊血病の発生を予防し、治療するには、それだけでは不十分といえよう。帆船時代の海の生活につきものの条件、たとえば寒さ、湿気、感染、アルコール、不満やストレスが壊血病の発症に作用するのを彼は直感していた。「海の大気は恒常的に陸地の大気よりも湿っていると考えられるので、海上では陸地の乾燥したきれいな空気よりも壊血病の原因になりやすい」とリンドは記した。海の生活はそのとおり苛酷で寂しく、それが病気に罹りやすくしていると観察したリンドは洞察力があった。

一七五七年、リンドは海軍の衛生と病気に関する研究を続け、平均的な船乗りの苛酷な環境とイギリス海軍の劣悪な待遇に同情を示して二冊目の本を著した。『イギリス海軍水兵の健康を守るための最善策』である。リンドはこの論文の中で海軍医の責任と考えられることを定義し、船員の苛酷な現状の是正について提案した。さらに予防は治療よりも効果が大であること、また、船乗りの環境を清潔にすることは壊血病の発症を減らすだけでなく、他の病気の発生を抑えるとの考えを進めた。「多くの事例から、予防は治療よりも範囲が広いことは確かだ……医学は、効果的に予防ができれば、ただ病気を除去するよりも重んぜられるだろう……イギリス海軍については、水兵を規律正しく管理することで、健康を保ち、結果として勇気と活躍が期待できる」。

リンドは満員の船内に新兵によって伝染病を持ち込ませないため、新たに徴用された水兵や刑務所を出された服役囚の検疫の重要性について説いた。定員の二倍の人員を乗せる慣行が、高い病死率の主な原因であることも的確に指摘した。人で満員の船と衛生状態の悪さが相俟って状況を悪化させた。衛生状態の改善と適切な食糧が整わなければ海軍は今後も引き続き予備人員を必要とするだろう。驚くほど高い死亡率で船員を失っていくからである、とリンドは述べている。この点を指摘したのは彼が初めてだった。リンドの論文は、当時は社会の啓発に役立つものだったので、長年彼が奨励してきた多くのことが無視されたのは残念だった。

リンドは、その後は航海に出ることはなかったが、ヨーロッパのどの医師と比べても格段に壊血病など海に特有の病気の患者を研究する機会に恵まれた。一七五八年にリンドは国内で最大かつ最新の病院であるイギリス海軍ハスラー病院の院長に任命された。

第六章

もつれをほどく――ロブと麦芽汁と海の実験

中年期のリンドの肖像画を見ると、巻き毛のカツラに、細身でベストを着ている。禁欲的だが、人当たりのよさそうな学者だ。背筋を伸ばして座る姿は、肩を落とし長時間薄明かりの下で読書か仕事をしていた様子である。広い額と冴えた目がぎこちない笑みと調和している。彼は本の虫であり、評判は今ひとつだったが画期的な名著といえる『論集』の初版を摑んでいる。イギリスで最高レベルのハスラー病院の院長に就任した嬉しさに溢れ、病院を背景にポーズをとっている。リンドは壊血病と船員の健康への関心の深さから病院長に選ばれた。これほどの栄誉と高給が得られる地位はただ優秀な学者というだけでは得られないはずだ。何かの後ろ盾が必要なはずで、歴史学者はアンソン卿がいたためではないかという。アンソンは日ごろから海の病気に積極的な関心を寄せてきたが、一七五一年に海軍第一卿（海軍大臣）に就任してからはとくに壊血病に力を入れた。

ハスラー病院はポーツマスから約二キロの海辺に延々と続くレンガ建ての病院である。ここは大西洋の荒波が海岸に打ち寄せ、イギリス艦隊の船が多く集まる場所である。後にアメリカ海軍の軍医長になった客員医師ウィリアム・バートンによれば、この三階建ての大病院は「レンガ造りの巨

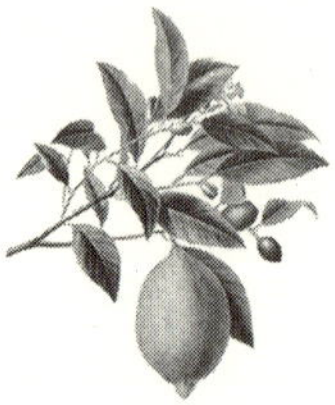

大建築物で、正面から見ると堂々とした風格がある。正面の右手に二棟の大病棟が並び、敷地は広々としていた。敷地の真ん中に小さな礼拝堂があった」。広大な敷地内のところどころに救貧院や倉庫や病院関係者のための牧師館などがあった。広さ三二エーカー（約一三ヘクタール）の敷地は高さ三・六メートルのレンガの壁で囲まれ、外側から見ると医療施設というより刑務所だった。壁は人除けではなく患者を外へ出さないためだった——本当は脱走防止だった。兵士はチャンスがあれば上陸するとすぐに逃亡しただろう。愛する家族のもとやポーツマス近辺の酒屋へ逃げて行っただろう。

ハスラー病院はイギリス最大最新の病院であり、ヨーロッパ屈指の規模だったと考えられる。一七五四年から一七六二年にかけて巨費を投じて建築された。収容人員は最大二五〇〇人で、約一五〇人のスタッフがいた。外観は堂々としていても、いかめしいだけの不潔なシェルターではなかった。ハスラー病院は当時としてはきわめて近代的で清潔な専門施設であり、職務に精通した優秀なスタッフを抱え、予算も巨大だった。建築費は約一〇万ポンドで、これは最大級の軍艦三隻を建造できるほど大きな額である。毎年の運営費は約二万ポンドで当時としては巨額だった。ちなみに、リンドは年額二〇〇ポンドという高給と家賃が年額四〇ポンドの立派な借家を与えられた。政府は病院に大所高所から投資した。イギリス海軍の船員が来院した場合には医療および経済的支援の両面から船の待遇とは比べようもない保障を約束したのである。

病院内には、最大一六人は収容できる大病室がいくつもあった。ベッドとベッドの間隔は優に一・五メートルはあった。怪我でも、病気でも、この病院に運ばれてきた幸運な患者にとっては、薄暗く、風通しが悪く、悪臭漂う船にくらべて格段に良い環境だった。たまに水兵に強い酒を勧め、自分に有利になる遺言を書かせる看護師もいたが、医師や看護師などスタッフには概して船医や船員が個人的に診てもらう医師よりも優秀な人材がそろっていた。ハスラー病院では、回復期にある患者は比較的広い清潔な部屋に入ることができ、外科や熱病の病室も別になっていた。病気が院内感染で広がるのを防ごうとしたリンドの発案だった。熱病患者の病室には、汗をかくだけで意識のない水兵たちが寝ていた。遠い異国への航海中に黄熱病、赤痢、あるいはマラリアに罹ったのである。当時、熱病はありふれた病で、通常はハスラー病院の患者の三分の一は熱病だった。

普段は外科病棟に患者はあまりいないが、戦闘直後は（一八世紀の海峡艦隊には度々あった）重傷を負って包帯を巻いた水兵や、意識を失った水兵が多数入院していた。壊血病患者は全病室のほぼ三分の一を占め、短期間でみると全病室を占めることもあった。日によっては船がポーツマス港に入ると壊血病患者を何百人も降ろすことがあった。七年戦争とアメリカ独立戦争当時、リンドは毎日三〇〇人～四〇〇人の壊血病患者を治療し、それが二倍、三倍に増える時もあった。

ハスラー病院は病気の水兵の受け入れに最適な場所だった。水兵はフェリーから降ろされ、スピットヘッド街から続く狭い運河を水上輸送船で病院の収容室へ運ばれる。門をくぐって離れへ連れて行かれ、そこで石けんで身体をきれいに洗われた後、入院中に着る清潔な衣服が支給された。汚れた服は近くのレンガ造りの建屋に運ばれ、シラミや伝染病の病原を除去するために松ヤニを燃

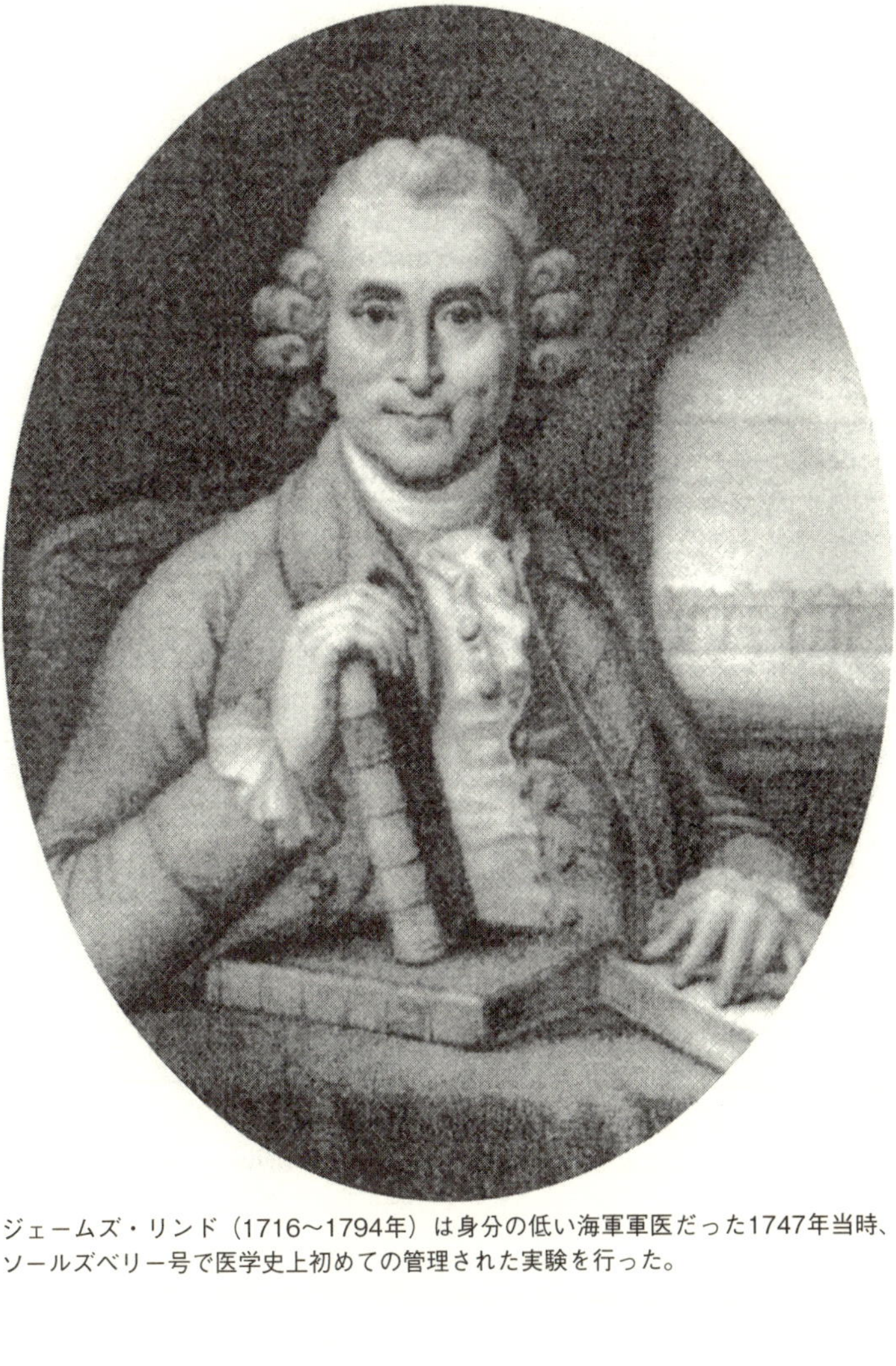

ジェームズ・リンド（1716〜1794年）は身分の低い海軍軍医だった1747年当時、ソールズベリー号で医学史上初めての管理された実験を行った。

やして燻蒸《くんじょう》消毒された。リンドは同僚への手紙に「うちの病院はとても清潔です。患者は衣服をすべて脱ぎ、常設のバスタブの温かいお湯と石けんで身体をよく洗います。患者は入院中、あるいは、着ていた服がきれいになって戻ってくるまで支給された服を着用します。政府の費用負担で患者はつねに清潔な気持ちの良い環境で過ごすことになっています」と記した。艦隊の船に壊血病が発生してポーツマスに入港すると、衰弱した患者たちは収容室に溢れた。入りきれない患者は敷地内に張られたテントに収容された。

時間の余裕がないところに多数の患者を受け入れる作業はたいへんな労力を要した。何百人もの医療スタッフが忙しく院内を駆けめぐり、空きベッドを確認し、入院中の患者を離れに移動させ、到着した水夫たちを特別の壊血病病棟に入れた。九〇名の看護師が床を磨き、部屋を燻蒸消毒して汚い空気を除去する一方で、買い出し隊は町へ出て新しい入院患者用の新鮮な食料を揃えた。船員の汚れた服や寝具の洗浄に地元の洗濯女二四人が雇われ、別棟で燃やす硫黄の煙で消毒した。修繕がおぼつかないものは焼却した。料理人が駆り出され、また、死の床にある患者のために聖職者が呼ばれた。医師や看護師の休暇は取り消された。患者はすぐに壊血病治療体制下に置かれ、効果があるとされる食事療法などの手当が行われた。海軍は壊血病の入院治療に巨費を投じたがそれは避けられない出費だった。フランスとスペインによる侵略の脅威があったので水兵の健康が維持される限り海峡艦隊をできるだけ長期に海上に配備する必要があったからだ。

患者は次々に入れ替わり、病院長リンドには多忙な日々が続いた。病院運営は責任が重く、仕事量は膨大である。残念なことに、リンドは時間とエネルギーの多くを仕事に費やし、連日猛威をふるう病気の治療のかたわら研究を続ける余地はほとんどなかった。一七六〇年代にリンドは『論集』第三版を執筆している。この中でリンドは「黒吐病（黄熱病）」、「赤痢」、「激しい腹痛《ドライ・ベリー・エイク》」など船員が熱帯地域で罹る熱病の症状を解説し、予防と治療について助言している。マラリアの予防として、船長に海岸の水たまり近くで船員たちを眠らせないようにさせた。悪い空気に触れないためだ。効果的な予防法にはちがいないがリンドが挙げた理由は正しくなかった――病気を運ぶのは沼地に群れる蚊であって、淀んだ空気ではない。リンドの著書は五〇年にわたり英語圏では熱帯医学に関する定評ある研究書だった。海軍の衛生に関する提言は一七五七年の試論で発表され（実行されれば水兵にとって多大な恩恵となった）、熱帯病についての試論で（大きく貢献した）リンドは一八世紀の偉大な医学書の著者の一人に数えられた。

　あいにくこの時期のリンドの壊血病に対する考えは一段と混乱したものになった。ハスラー病院長の職責は壊血病患者の研究や実験ではなく、出来るだけ早く患者を任務に戻すことだった。時間の合間に行った数少ない実験の結果はむらがあり、結論の出ないものや、矛盾する結果を導くこともあった。ソールズベリー号のときのような臨床的実験はできず、結論もあのときのような明快さを欠いていた。

　一七五三年に『論集』第一版を発表してから、リンドは柑橘類の果汁を濃縮して持ち運びやすくすることばかり考えていた。コップで果汁を飲むよりも濃縮された医薬品をビンからスプーンで少量飲む方が医学界には受け入れられると考えた。船員と荷物でいっぱいの船内に果汁入りの樽を大量に積み込むことは避けたい。レモンやオレンジは値段が高くて嵩張るので地中海産の果物を輸入して供給し続けることは兵站上問題があった。さらに、レモンはブロッコリーやリンゴと同様に海上で長期間もたなかった。

リンドは果汁の水分を蒸発し濃縮して保存する方法を開発した。「レモンやオレンジの効能を扱いやすく少量に凝縮して数年間保存する方法……オレンジやレモンは腐りやすく、どこの港でも、また一年を通して同じ量が手に入るとは限らない」とリンドは主張し「ロブ」すなわち「濃縮ジュース」の詳細な作り方を教えた。果汁を漉して（蒸発しやすいように）広口のボウル、または「ふつうの陶製の洗面器に注ぐ。洗面器は表面が滑らかなものに限る」。その容器を沸騰した鍋の湯に入れる。果汁を沸騰直前の温度に保ち水分が蒸発するまで煮て濃縮する。できた濃縮液をガラスの小瓶に入れてコルクで栓をして保存する。「こうするとレモン、またはオレンジ一二ダース分の効能は一クォート入りの瓶（一・一三六リットル）に詰めて数年間保存できる」。

リンドはロブを試さなかった。『論集』第一版で「何事も理論だけで主張すべきではない。実験して事実を確かめなければならない。実験は最も正確な指針である」と述べたにもかかわらずだ。その言葉を実践していたら、海軍は数十年早く壊血病の有効な対策を打ち出せたかも知れない。残念ながら、リンドは鍵となる成分アスコルビン酸の不安定な性質に欺かれた。保存のために果物や野菜を漬けたり、水分を蒸発させたり、煮たりすることで、保存前にあった抗壊血病の特性は破壊された。

リンドは論集の第三版でスグリ、ビール、サイダーのほかに発酵酒などの食品を推薦しているが実験で確かめたわけではなかった。「緑スグリを乾いた瓶に入れ、コルクでゆるく栓をしてから、沸騰するほど熱い温水につけて中の蒸気を出すと数年間保存がきく」。それは確かだが、アスコルビン酸は熱で破壊されることを知らなかったので、緑スグリが食べられる状態で味にも問題がなければ抗壊血病の特性が維持されると考えたのである。仮説を試さなかったのだ。一九五一年、R・E・ヒューズは自身が行った実験の結果を医学誌『メディカルヒストリー』に発表し、新鮮なスグリは一〇〇ミリリットルにつき五〇～六五ミリグラム程度のアスコルビン酸を含むが（レモンよりわずかに多い）、加熱し、瓶に詰め、約一カ月保存した後ではアスコルビン酸はゼロだったことを示した。トウヒビールや発酵したトウヒでも同じぐらいのアスコルビン酸が失われた。アスコルビン酸は発酵で多量に失われたが、アスコルビン酸以外の成分は数週間の保存がきいた。

リンドのロブについては、新鮮なときに含まれるアスコルビン酸の量は一〇〇ミリリットルにつき二四〇ミリグラムと多いが、五〇パーセントは失われた。ロブになる前の同量のレモン果汁には一〇〇〇ミリリットル当たり約五〇〇ミリグラムが含まれていたことになる。約一カ月後には八七パーセントのアスコルビン酸が失われ、レモン一個分と同量しかなかった。それでも、ロブはまずのアスコルビン酸の摂取源だったが、果汁の一〇倍の効果があると考えられたため数滴しか与えられなかった。レモンが高価なことと製造の手間を考えるとロブはレモンの代用としては極めて非効率だった。濃縮ジュース一滴に含まれるアスコルビン酸量にしても時間の経過や加熱量によって違いが大きい。医師が湯の温度に注意しなければビタミンCはゼロになった。後にリンドはロブをつくるときに塗り容器を使うと毒性を生じる可能性のあることを知った――柑橘類のジュースが上薬に含まれる鉛を有害なくらい吸収した。

ロブの効果について実験が行われない限り、ロブにすると酸の特性を害すると推定される合理的な理由をリンドは見出せなかった。ロブは見た目も味も良く、酸味があったので効果があるだろうと考えた。なぜ食品の抗壊血病の特性が時間や処理の過程で失われるのかを理解するために論理の飛躍は許されなかった。まさに仮説について徹底的な実験をしなかったためで、簡単な実験をすれば欠陥は明らかになっただろう。大きな謎の一つが解明されて柑橘類の果汁に治療効果があるという確実な結論に至り、壊血病をもっと早く深く理解することができたかもしれない。とはいえ、ロブはなかなか使われなかった。海軍が支援する抗壊血病薬品の試験航海でも使われなかった。ロブはとても高価で製造に手間と時間がかかるからだった。

一七六〇年代の海軍の船医たちの間には、傷口に水銀を塗る、補助食品として硫酸を使う、飲料水に塩酸を入れる、そして、昔からの永遠の万能薬である瀉血といった治療法を疑問視する風潮があった。他方、海軍では壊血病が原因となる問題はますます厳しさを増していた。一七四〇年代のアンソン船長の航海以来、壊血病の発生は増える一方だった。航海はこれまでになく長期化し、遠方や敵地に進出した。海軍の戦略にも外国の海岸を偵察することなどが増えた。船は大型化し、派遺期間は長期化し、船員の人数を増やす必要に迫られた。一七六四年――壊血病とその原因や治療法、そして、ポーツマスのハスラー海軍病院などで行われた決め手を欠く実験に関して論文や声明など多くの出版物が出てから数十年後――イギリス海軍は航海で種々の抗壊血病剤をテストすることになった。海でならば航海と無関係な要因の影響を受けないと考えられた。ちょうどフランスとの七年戦争が終結した直後であり、海軍は戦争以外にも余裕ができたときだった。テストをして数々の矛盾する主張や提案を精査し、信頼できる知識を得ようとした。

海軍はジョン・バイロンに対し、南太平洋に関する予備調査を行い、航海中に壊血病が発生した場合は食品の効果をチェックするよう命じた。航海は短かった――二年足らずの一七六六年四月に帰国――抗壊血病剤についての結論も不完全で信頼できなかった。壊血病は発生したが、海軍から寄港地で必要な野菜類を購入すべしとの指示を得ていたために死亡者数は多くなかった。バイロンは壊血病草とココナツを与え、壊血病草は「計り知れない効果」があったと述べたが、ある程度死を免れたのはココナツのためだった。「ココナツの効果は驚くべきものだ……多くの患者は想像に絶する激痛に襲われた……そして、末期と思われた者たちがココナツを食べて数日すると任務に就けるようになり、以前のようにマストに登れるほど回復した」と記されている。帰路バイロンはココナツを二〇〇〇個も船に積み、無事に帰り着いた。バイロンはココナツが壊血病に優れた効果があると非科学的な意見を述べたが、イギリスではココナツは易々とは手に入らないので海軍にとっては実際の価値に乏しい結果だった。概して、この航海でのテストは啓発的なものとはいえなかった。

まもなく二回目の航海が実施されることになった。今回はとくに効果が大きいとされる品目のテストが目的だった。一七六六年春、バイロンが帰国してしばらくすると、サムエル・ウォリス艦長の下に準備が整えられ、八月に出港した。この時もリンドのロブは評価対象品目から外れた。値段が高すぎる上に効果が疑問視されていた。一七六七年に海軍の疾病傷害局はリンドに柑橘類のロブは使用できない旨を書簡で伝えた。同局がテストしたところ結果が曖昧だったこと、とりわけ費用がかかり、海軍が必要とする分量を用意しにくい点を強調した。一七六二年にアンソン卿が没してからは、リンドは自分の目的と意見を擁護してくれる上流社会の強力な後ろ盾がいなかった。リンドは壊血病との闘いでオレンジとレモンの濃縮ジュース、ロブの価値を確信していたが、新学説が注目され始めていて、金のかかる柑橘類のロブには関心が寄せられなかった。

＊　＊　＊

アイルランド人医師のデービッド・マクブライトは短期間船医だったことがあり、一七六四年『実験試論』を著したときは三八歳でリンドより一〇歳若かった。マクブライトは一八世紀半ばに注目されていた腐敗・発酵説の主唱者だった。この学説自体は一七五〇年代にスコットランド人医師のジョン・プリングルが王立協会で発表した説が基礎になっている。プリングルは温水に肉を入れ、腐敗や分解を促進または抑制する物質について研究していた。発酵中のパンは腐敗・分解プロセスを著しく遅らせるという事実を発見した。ヘルマン・ブールハーフェが唱えた「腐敗病」説を基に腐敗を遅らせ妨げる物質は何であれ壊血病の進行を阻止する強い力になると確信したプリングルは、砂糖は発酵を促進させるので腐敗を防ぐ効果があるとさえ考えた（リンドもこの説に賛成し、『論集』の第一版と第二版において発汗を阻害されることが壊血病の「腐敗」の原因であると述べている）。

マクブライト説は生体内に一定量の「固定空気」があるという前提に立っていた。身体が腐敗または分解するとガスが発生する。そのガスは、もはや生体内に閉じこめておけず放出された「固定空気」であると考えた。すべての生物は腐敗するときガス、すなわち「固定空気」を放出するから、「固定空気」はあらゆる生物にとっての結合剤にちがいないとマクブライトは推論した。発酵は固定空気を発生させるので、腐敗を妨げ、腐敗や分解のときに発生する空気と置き換わる。この特殊な推論に従えば、消化中に発酵しやすい食物は壊血病や結核など腐敗病の治療に理想的な食材である。大麦の麦芽は値段が安く、長期間保存でき、壊血病が発生したときは、すぐに発酵して「麦芽汁」になるので船員にふさわしい食材であると彼は考えた。発酵する麦芽汁を一日数パイント飲み続けることで体内の「固定空気」が補われて再び充満し、壊血病は退却するはずである。麦芽汁は「新鮮な酸っぱい果汁と同じくらい抗壊血病薬としての力を最大限発揮する」とマクブライトは述べた。

マクブライトは肉を使ったプリングルの実験を一歩進め、瓶の中で肉を「固定空気」に晒すと腐らなかったと発表した。また、肉をスエット（脂肪）で包むことで腐敗を止めたとも述べた。さらに、野菜や果物は消化中に発酵しやすいので抗壊血病の働きがあると主張した。標準的な塩漬け肉と堅パンの配給量は理論的には消化しにくい。麦芽汁は一七六四年にプリマスの王立海軍病院で試された。壊血病患者に麦芽汁を多量に与えたが効き目は認められなかった。テスト中に患者の一人がやせ衰えて死んだため、患者は「麦芽汁は最悪の結果をもたらした」としてテストの継続を拒否した。同じ時期にリンドもハスラー病院で二週間にわたって麦芽汁のテストを行い、当然ながら病気の進行を止めることはできなかったと報告した。医学史研究家のジェームズ・ワット卿はマクブライトを「名声を求める医師」と呼び、論証は根拠が薄弱で、私益が目的だが、実験が失敗したのはイギリス海軍の（そして海軍軍医たちの）閉鎖的な体質のためだったと評した。失敗は「人間、とくに船乗りにありがちな革新や実験に対する反感といえるだろう」とワットは書いている。後日、マクブライトは兄である船医に麦芽汁のテストを依頼し、航海中に壊血病を救ったとの報告を受けた。麦芽汁には複合ビタミンB類が豊富に含まれており、水夫の食事の栄養価を高めて脚気や夜盲症の発症は減っただろうが、壊血病患者に効き目があったと報告した者がいたら、嘘つきか詐欺師のどちらかである。現代の研究では発酵する麦芽でつくられた麦芽汁に含まれるビタミンCはほぼゼロであることが分かっている。マクブライトは「確実に氷が溶け始めたからにはもっと試してみるべきだ」と述べた。

一七六八年、サムエル・ウォリスがさまざまな抗壊血病剤の効果に関する結果報告を携えて帰国したが、マクブライトの麦芽汁についてはこれといった結果はなかった。麦芽汁のほかに試したものに即席スープとサループ*があった。二隻の船には壊血病が蔓延し、抗壊血病剤は必要に応じて出され、船が上陸する度に新鮮な食物をとった。ウォリスも、もう一隻の船長のフィリップ・カータレットも科学や医学の教育を受けていなかったので、報告は海軍の食糧が壊血病に効果があったかどうかは明確にしていない。

リンドは、海上生活のストレスが壊血病を発生しやすくさせることと、レモンはこれまで試した中でもっとも効果の高い抗壊血病剤であるという揺るぎない確信をもっていた。「レモンとオレンジについてはこれまで取り上げられた長所のほかに、レモン汁は最も重篤な症状にも効果てきめんだったことをつけ加えたい。病気で苦痛に苛まれ、どんな薬も効かなかった何百人もの患者を私はレモンで救ってきた」と述べた。ハスラー病院では患者にレモン汁を与え、船舶用にロブをつくった。病院では一刻も早く患者を救わなければならないので研究や実験のための時間はとれなかったのだろう。こうも考えられる。リンドはロブが役に立つと信じ切っていたので欠点に気づかなかった。彼の友人で同僚のエドワード・アイヴス医師がロブを試したところ「保存した果汁よりも効果がなかった」ので多分そうだったのだろう。だが、リンドは壊血病について学説を発表していた当

*ランの根とザウアークラウトでつくった油分のある飲み物

時の他の医師たちとは異なり自説と矛盾する証拠を故意に隠すことはなかった。欠点があれば、リンドはそれを認めて『論集』にその事実を書き入れた。

＊　＊　＊

一七七二年、リンド五六歳のとき『論集』の最後となる第三版が発表された。過労もあり、何十年も研究を続けても思いどおりにならないことで意気消沈していたリンドは謎解きをあきらめたようだ。「これ以上の研究はやめる。より完璧な研究と確実な治療法の確立を目指したのに……だが、一部の事実や観察はさらなる成果を期待させるが、研究を積めば積むほど治療法についての有力な説がすべて誤りであることが明らかになるかもしれない」。『論集』第三版は好評でフランス、スペイン、ドイツでも出版された。リンドは負けを認め、それ以上研究を続けるのをやめたかのように見えた。若いころは問題解決に近い場所にいたのに、退職が近づくにつれて研究を続ける意欲を失い、青年時代の発見究明の気持ちもエネルギーも失った。生野菜や柑橘類が良いことは分かっていたが、不足すると病気になるという結論に至らなかった。壊血病が栄養不足からくる病気とは考えなかった。野菜や柑橘類は塩漬け肉や堅パンよりも消化がいいというほかに、なぜ治療効果があるのかについての理解に達しなかった。

一例を挙げよう。リンドは壊血病が栄養の欠乏からくる病気だと結論したある人物を批判している。『論集』の最終版で壊血病の本質を理解したヨハン・フリードリヒ・バッハストロムのことを「緑色の葉っぱ類、野菜、果物を摂取しなければ健康も生命も長く維持できないのが人体組織であり、病気の唯一の原因は長期にわたって野菜や果物が欠乏することであると主張する者さえいる」と述べた。リンドは壊血病の直接の原因は食べ物であると反論し、生野菜を食べているのに病気が多発した例をいくつも披露した。「患者の病状を毎日比較すると一様に回復が早いのに驚いた。野菜はまったく食べなかったが、それでも病状は改善していた」。リンドは「病気とは食事、医薬品、養生法などの如何に拘わらず、さまざまな事情で回復に向かうことがよくあるものだ」と結論した。

リンドは、水兵の被害を少しでもなくしたいという思いは消えなかったが、それ以上考えを進められなくなった。学説は曖昧になり、自分自身の観察が若い頃考えたことの反証になった。壊血病は体内の腐敗と関係があると考えたことは誤りか、誤解を招きやすいと考えるようになった。患者は壊血病以外の患者に比べて腐敗が激しいとはいえないことが実験から明らかになった（最も重症の患者でさえ血液や細胞は分解していなかった）。腐敗に関するリンドの観察はプリングルやマクブライトの説に不利に働くはずだったが、プリングルが一七七二年に王立協会会長に就任したことで、彼の社会的地位と影響力によって麦芽汁は腐敗を抑える働きがあるという考えを優位にした。

麦芽汁が抗壊血病剤として支持されてリンドはさらにやる気をなくしたにちがいない。リンドは最も有力視される説は誤りだと強い疑念を抱いたが、自分が思いついたロブも効果はなく、二五年前に行った臨床実験の結果を思い返して悔やむ点もあっただろう。リンドには辛い時期だった。退職する二、三年前には壊血病を抑止するものとして酒石クリーム（酒石酸水素カリウム）を薦めるようになった。すでに何の効果もないと証明していた。リンドは身分の低かったソールズベリー号の軍医の時よりも不明瞭なままで終わってしまった。

厳しく正確な科学的実験に失敗したということは、リンドの人格上の傷というよりは、彼も時代の産物であったと見るべきだろう。服装や文体や政治に流行があるように、医学や科学の流行から完全には逃れられなかったということである。リンドは知覚の鋭い人だった。「ほとんどの病気について絶対に効く薬があると信じることは幻想にすぎない……治療法もわれわれの服装のように変わりやすい」とリンドは記した。通信手段が発達していなかったため、科学会に所属する情報通の会員でも互いの発見を信じることは難しかった。権威と信用のある学術誌はなく、学会もなく、学説を実験で証明する試みさえほとんどなかった。一八世紀には自分で実験を再現する以外に知識を確かめ、あるいは、認める基準がなかった。そして実験に確かな基準がなければ意味のある結果を生む実験を行うことはほぼ不可能だった。学説が認められるためには高い地位の人物との良好な関係が最大の効果を発揮した。

リンドは王立協会の会員に選ばれたことは一度もなかった。リンドよりも能力や実績の劣る者たちでも楽に会員になっていた。リンドは生涯イギリスでは栄誉に与らなかったが、一七七六年にフランス王立医学協会の会員に選ばれた。高い身分の出でないことや、影響力ある同僚を遠慮なく批判したので科学の世界で名声を上げることを邪魔された。一七八三年、リンドは六七歳でひっそりとハスラー病院を退職したが、息子のジョンが高給の病院長の職を引き継ぐことになった。リンドは回顧録を書かなかったので私生活についてはほとんど分からない。退職後は年二〇〇ポンドの年金で経済的に不自由なく生活しただろう。リンドは一七九四年にゴスポートにて七八歳で没した。

リンドの最大の業績は次の世代に影響を与えたことかもしれない。トマス・トロッター、ジェームズ・クック、若きギルバート・ブレーンらが後に海峡艦隊の船医になった。リンドは壊血病という難題を解き明かせなかったが、後進に影響を与え、海軍はこの難題を解決することになる。リンドは研究者であって唱道者ではなかった。生涯を通じて自分の考えを世に広めたいという目的では論文、記事、小冊子、著書を書かなかった。論争に引きずり込まれるのを嫌い、他の学者の批判に反論はせずに著書を改訂して版を重ねることに徹した。リンドは当時の海軍や医学界の慣行に対して言葉で攻撃を挑む旗手になることに関心はなかった。また、海軍の幹部を声高に批判することを恐れた。その発言から彼の性格の大凡《おおよそ》がわかる。「私の本分は教訓を伝えることだ。力を行使する人間はほかにいる」と述べている。

リンドのために言えば、一八世紀の医師の学説や提言でプラスになったものはほとんどなかった。ソールズベリー号上の臨床実験は実に革命的であり、彼の示した治療法はこの時代の誰のものよりも的確だったが、発言には強い影響力はなかった。内容がすばらしく効果があったとしても、である。ほとんどの船は大型化し、航海は長期化するか長い間上陸できなくなっていたし、船を所有して航海をさせるのは政府だった。イギリスのみならずフランス、スペイン、オランダでも事情は同じだった。船の食糧調達は海軍食糧局が担当した。政府調達による標準的な海軍の食糧は質も栄養も乏しく、アスコルビン酸がまったく含まれていないのでは壊血病には目に見える効果を挙げえない。

海軍本部の幹部を説得しなければどうにもならなかった。幹部は多忙な日程をこなし、海軍が抱えるあらゆる種類の問題（食糧供給から経度計算や船の設計まで）について絶えず奇妙な提案をつきつけられ、戦争、貿易紛争、その他さまざまな政治的案件に配慮しなければならなかった。それに相応しい人間関係や政治力のある人でも楽な仕事ではなかった。いわんや中流階級の出身である身分の低い軍医で、この時代の医学界の見解と対立する治療法を主張し、その学説も一八世紀に書かれた学説と同じように奇天烈であってはなおさらである。壊血病の治療を要求する軍医は広い謁見室の角でのぞき見するネズミのような存在だった。決定権をもつ人間は軍医の主張に耳を傾けることはほとんどなかった。彼らの喋ることが理解できなかったのである。

だが、一七六〇年代末には海軍の関心を引こうとする人間は山ほどいた。この時代における医学上の最大の謎を解ければ名声と職業が約束されるばかりか、発見で特許が得られれば途方もない財産を築けた。このころ、壊血病の原因は通気の悪さや湿気が発汗を抑えるためではないことがはっきりしつつあった。感染でも脾臓がつまるためでもなかった。学会では最有力の王立協会が支持していた治療法はマクブライトの麦芽汁だった。麦芽汁は効果以外の必要な基準を見事に満たしていた。持ち運びに便利だった。一年以上、ひょっとして無期限に船に積んでおける可能性がある。水を加えてもどす前はそれほど嵩張らない。真水を多量に必要としない。海では真水は貴重品だった。最も重要な点は費用がかからず、いつでも手に入ることだった。だが、効果はあるのか。海軍はほかの治療法を含めてその点を問題にした。最初のテスト航海の結果は要領を得なかったが、マクブライトは声を大にして否定的な結果を退け、ジョン・プリングル卿は麦芽汁の可能性について一貫した態度を貫いた。

海軍委員会のメンバーは二回実施した抗壊血病剤の仮テストの結果に落胆したのだろう。包括的で厳正な結果が得られるテストを計画し始めた。ウォリスやカータレットよりも徹底して物事を実行できて、説得力ある結論を出すことができる船長を探していた。また、それは最優先の軍事目的と切り離した航海でなくてはならないだろう。確かに海軍本部は散漫でまとまりのない報告書を基に決断できるとも、食糧局に忠告できるとも思っていなかった。更なるテストには高額の費用がかかることや、厄介になりそうな責任の重さが問われないように問題を処理すべく体裁を整えた。幸い一七六四年から一七七五年までは戦争がなかったのでイギリス海軍は緊急体制下になく、船の航海日数は減り、それに伴って壊血病の発生も減っていた。一七六八年初め、王立協会は海軍と協力して南太平洋へ共同調査隊を派遣することを提案し、科学的思考の持ち主である若い船長のジェームズ・クックが海尉に昇進し指揮官に選任された。調査隊の使命は三つあった。新大陸の発見、天体観測、そして、最大の使命は広範囲の抗壊血病剤について厳密に試すことだった。

第七章

ジェームズ・クック船長の太平洋航海

一七六九年六月三日、太平洋の小島タヒチは湿気が多く鬱陶《うつとう》しかった。観測隊の指揮官ジェームズ・クック海尉は「一日中、空に雲一つなく澄み切っていた」と記した。イギリス軍艦エンデバー号は周囲を陸地に囲まれた湾の沖に錨を下ろしていた。船上では、雑な作りの堡塁《ほうるい》の中で士官や科学者たちが空に向けた望遠鏡のそばに集まっていた。島にも二台の望遠鏡が立てられ、科学的に非常に重要な天体現象を別個に観察していた。象限儀*の準備は完了。布丸太**を開き、望遠鏡の窓を曇りガラスで覆った。全員が神経をはりつめてその時を待つ。午前九時二五分、金星が影のように太陽を通過し始めた。

　一行は金星の太陽面通過を観測するため、前年の秋にイギリスから遠路はるばるやって来た。「金星をとりまく大気、つまり薄暗い影がはっきり見えたので、金星と太陽が接近する時刻を測定しにくくなった。各々が観測した接近時刻は思ったよりかなりずれていた」。計算は不正確になるだろう。金星のふちがはっきり見えなければ正確な食の時間は測れない。この観測の目的は地球と太陽の距離を計算しようとする王立協会の試みの一つだったが、イギリス海軍も南太平洋への調査

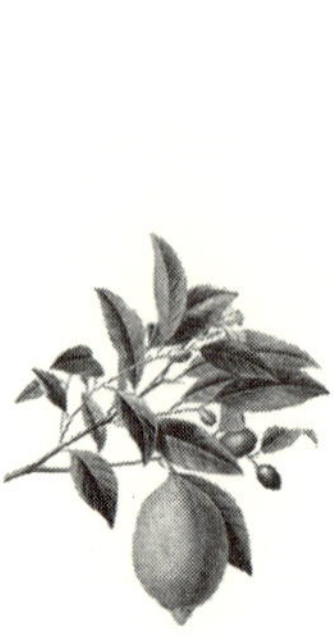

隊派遣を望んでいた。金星の太陽面通過の観測以上に意義があったことは、本国を出港して一〇カ月の航海中に、士官も、科学者も、乗組員も、誰一人重い壊血病にならなかったことだった。これは前代未聞の成果で、偶然ではなかった。

＊　＊　＊

一七六八年八月、クックは四〇歳で、エンデバー号の指揮を取る前から、その才能と優秀な任務遂行能力により将来を嘱望されるイギリス海軍航海長（士官待遇だが公式の指揮権はない）として注目されていた。スコットランド人労働者の息子という低い身分の出で初等教育しか受けていないが、優秀な航海士だった。背が高く、容貌はいかめしいが、その指揮ぶりは好感をもたれ、二七歳にして北極海で石炭運搬船を指揮してまずまずの収入を得ていた。しかし、先の見えた安定はクックにふさわしくなかった。旺盛な冒険心と飽くなき好奇心に動かされてか、クックは航海士の仕事を辞め、イギリスでも最もエリート主義の強固な組織の海軍に志願して入隊した。七年戦争（一七五六年〜一七六三年）中のことで、クックは瞬く間に国際的名声を得、世界の尊敬を集めることとなった。

＊四分円の金属盤と望遠鏡を組み合わせた天体高度測定器
＊＊足場の建地、または仮囲いの柱などを横に連結する丸太

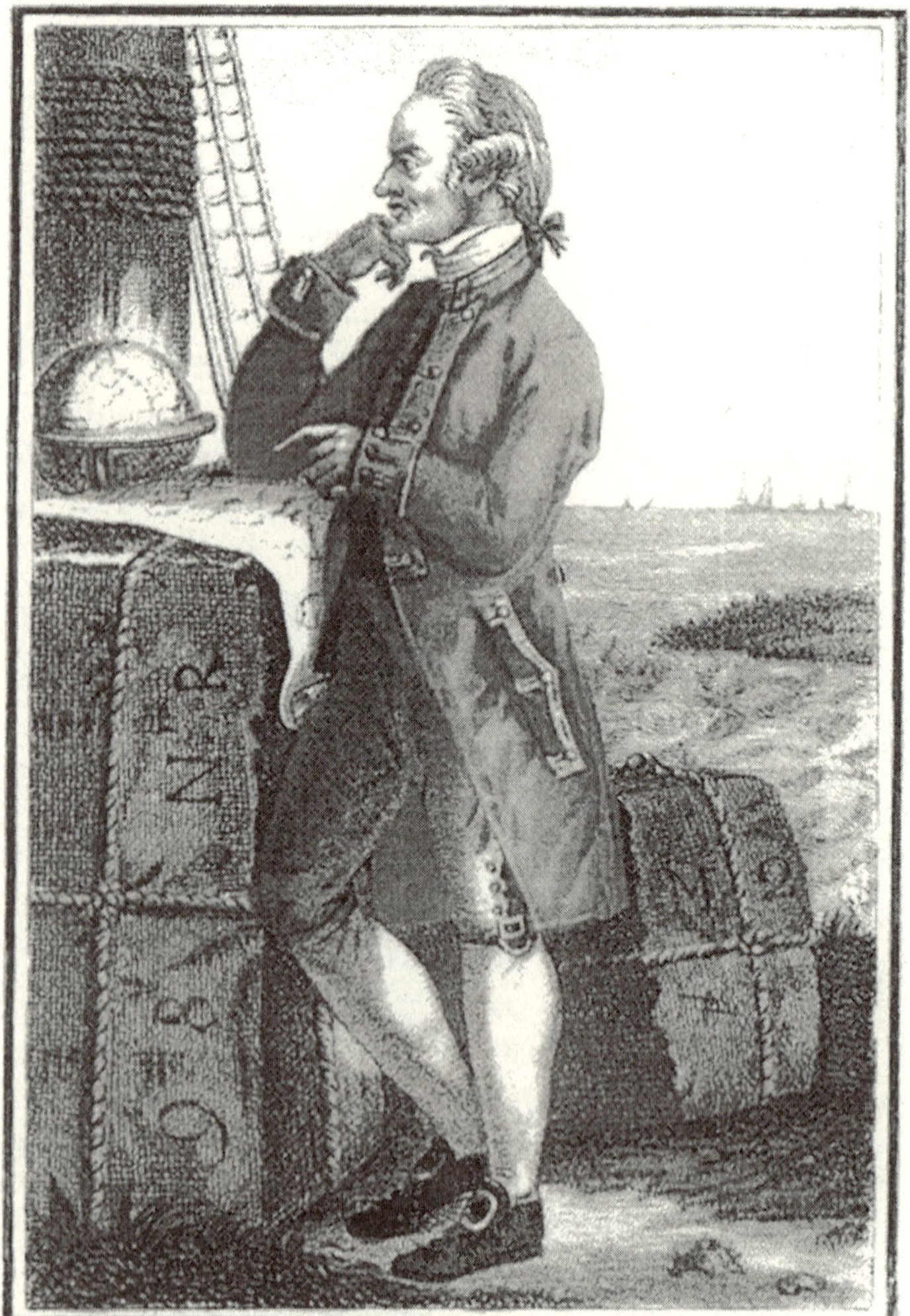

ジェームズ・クック船長（1728〜1779年）。イギリスが誇る船長であり、長期航海でも壊血病を克服できることを証明した。

正式に士官になるのは楽ではなかった。下士官からはあっという間に昇進したが、指揮官の地位は得られなかった。イギリスが一七五九年にフランスからケベック市を奪ったとき、クックはセント・ローレンス川の測量と海図の作成を行った。五年をかけて辛抱強く北大西洋のニューファンドランドの複雑な海岸線の測量を行い、日食など天体観測を実施して王立協会へ提出した。航海士としての腕と、科学観測への関心の高さは確かで、海軍に入隊して一三年目に海尉に任命され、その能力が発揮できる調査隊を指揮して航海に出ることになった――未知の海域での科学調査だった。

クックは自分が指揮する船について尋常でない要求をした。一般的な海軍の船ではなくペンブルク伯爵号にしたいというのである。海軍に入隊する前に航海していたウィットビーで建造された石炭輸送船のような不格好な船だった。ずんぐりして不細工な船はイギリス海軍らしくないとばかにされたが、喫水の浅い船は海図にない岸の近くまで航行するのに適していた。建造四年目の船に大砲が再装備され、石炭くずや埃が一掃され、船体に改修工事が施されてエンデバー号と命名された。輝かしい未来を期待して名づけられたのだ。全長九八フィート（約三〇メートル）、幅二九フィート（約九メートル）しかない船だが、貨物の収容能力は大きく、九四人で構成される調査隊の荷物や科学機器を積むにはお誂え向きだった。エンデバー号には多数の人間が乗り組んだので、医師の視点からは壊血病など病気が発生するには格好の環境といえた。

クックは海軍の任期中に水兵が病気で衰弱する姿を目の当たりにしてきた――歯肉から出血し、歯がぐらついて、倦怠感から無気力になり、手や脚に黒い斑点が現れて、苦悶のうちに息を引き取った。一七五七年、ペンブルク号がセント・ローレンス川を航行中に乗組員二九人が壊血病で死んだ。毎年船に乗る度に乗組員に壊血病が蔓延した。つねに危機的な事態に陥るわけではないが、船員は恐れから衰弱した。クックは苦痛の有様を見聞きし、命を失うという恐怖から乗組員の力がどれほど削がれるかを知っていたので、エンデバー号に対する海軍当局の壊血病対策を熱心に取り入れた。一七六八年八月末、デットフォードを出港直後から船内を清潔に保ち、通気を良くし、それに壊血病予防の食事を徹底した。生野菜と水の供給のためにできるだけ停泊し、食用に適するかどうかを見極めるために博物学者を帯同した。壊血病の治療法を追究している海軍本部の意を受けて、エンデバー号は各種の抗壊血病剤を積み込んでいた。大量の麦芽汁、ザウアークラウト、ニンジンのママレード、マスタード、サループ、即席スープ、蒸留水など当時の医学界が推奨するものはほぼそろっていた。若い博物学者ジョゼフ・バンクスらはジェームズ・リンドの高価なロブを少量保管していた。

その時リンドは『論集』第三版を執筆中だったが、エンデバー号の書棚にこの革新的な本があったかどうか、また、ジョゼフ・バンクスが『論集』を読んでいたかどうかの記録はない。海軍はクックに発酵した麦芽汁の実験を望んだ。これが抗壊血病剤であることが立証されれば金のかからない楽な治療法になるのである。航海の支援者でもあり、近々王立協会の会長に就任する予定のジョン・プリングル卿も自説と合致するので麦芽汁を治療剤にするつもりでいた。海軍本部はマクブライドの『実験試論』をクックに渡し、「麦芽汁は壊血病など腐敗病に罹った水夫の救いになると考えられる理由がある」と述べた。

＊＊＊

一七六九年六月三日、太陽の表面から金星の影が消えると、クックはエンデバー号に戻り、密命の封印を解いた。新たな任務の重みに驚いても無言を通した――命令は、海図にはないが太平洋上にあるとされる謎の南方大陸を探すことだった。

スコットランドの富豪アレクサンダー・ダルリンプルは強い影響力をもつ冒険愛好家で、南太平洋の専門家を自称し、謎の南方大陸は必ずあると明言した。ダルリンプルが所有する地図は当時もっとも正確で、その地図によれば、地球は偏っていて「北半球と南半球が釣り合い、地球の動きが平衡を保つためには赤道より南に大陸がなければならなかった」。南方大陸は必ずある。そうでなければ地球はぐらつき、現況を保てないはずだという。新大陸には五〇〇〇万人の人間が住み「トルコから中国の端までの全アジアの人口より多い」と予想した。貿易の可能性だけからでも「わが国の工業力と船舶をすべて駆使すれば、国力、支配権、主権を十分維持できる」と想像した。南方大陸があるとすれば最初に発見した国に莫大な富がもたらされることになる。金星の太陽面通過の観測が済んだので、クックの任務は新大陸の発見となった。

南方大陸を探していたのはイギリスだけではなかった。一七七〇年、ペルー総督ドン・マヌエル・デ・アマトは南太平洋とタヒチ付近に船を派遣したが、大陸は発見できなかった。また、一七六八年にルイ・アントワーヌ・ブーガンヴィル指揮下のフランス探検隊もタヒチに上陸した。乗組員に壊血病が発症し斑点や激しいひざの痛みに苦しんだ。タヒチに着くまでに数人の死者を出し、生存者も衰弱がひどく上陸さえ危ぶまれた。ブーガンヴィルは後に「誰もが地獄はどこだと口走っていた。心底ここが地獄だと思った」と記した。熱帯の楽園タヒチのことではなく、自分の船のことだった。タヒチで新鮮な食べ物を手に入れ、死に瀕した水夫の健康を取り戻せた。ブーガンヴィルは広大な南太平洋の未知の海域に素晴らしい発見があることを願って航海を続けたが、再び壊血病に苦しめられた。一七六八年八月末、インドネシアのブル島にあるオランダ人定住地を見つけ、ブーガンヴィルと壊血病や栄養失調に苦しむ船員たちは窮状を救われた。「何カ月間も極限状態にあったので、船乗りなのに自然の緑や美味しい食事のことばかり考えていた」と記した。西欧諸国は競うように新大陸を発見しようと海洋を探検したが、壊血病のためにどうにもならなくなった。

金星の太陽面通過が終わると、エンデバー号の新しい使命は「時機を失せず」出帆することだった。多くの乗組員にとってタヒチには去りがたいものがあっただろう。七カ月間暮らした熱帯の故郷を後にするのは辛かった――二人の船員は褐色の美人と「離れがたかった」。だが、海軍は厳しく、ただちに任務に戻った。出帆までに「錨の修理が済み、全員が乗船して出発準備が整った」。クックは島の植物や果物を積めるだけ船に積み込ませた。

風を切って大海原に乗り出した。クックは後ろ髪を引かれる思いで緑豊かな島に別れを告げると南方大陸の問題に頭を切り換えた。海図にない太平洋は広く見込みは今ひとつだった。クックは大陸の存在を疑問視していたが、バンクスの強い薦めで船に乗せたタヒチ人神職トゥパイアの話でその疑いは濃くなった。トゥパイアは周辺の島々について熟知しており海図に幾つかの島を描いたが、クックは「トゥパイアが大陸を知っているとか、話を聞いたことがあるとの事実は見出せなかった」と悲観的だった。小さい群島を通過するとき、クックはソシエテ諸島*と名づけた。「島々が寄り添うように並んでいる」からだった。エンデバー号は陽光を浴びてきらきらと波立つ果てしない海をかき分けて進んだ。

九月初めに南緯四〇度から南へ下り、航路を西へ変更した。それから一カ月は海と風のほか何にも巡り会わなかった。ときどき嵐が起こって単調さを破る。やがて壊血病が姿を現した。クックはただちに医務室から抗壊血病剤をもって来させた。ザウアークラウトで、壊血病は姿を消した。バンクスも壊血病の初期症状が出たのでリンドのロブを使うとすぐに効き目があった。一〇月初旬になって海面に海草や樹皮がわずかに見え、鳥もいた――近くに陸地がある確かな印だった。初歩的な地図でもニュージーランドに近いのではと考えた。一〇〇年前にアベル・タスマンというオランダ人探検家によって初めて地図に載った未知の大陸である。

陸地の東海岸からわずかのところで、クックは甲板に立ち、高波に揺られながら目を凝らして靄

*南太平洋のフランス領ポリネシアに属する諸島。最大の島はタヒチ

の彼方に見える陸地を見ようとしたが、かすかに山々の頂や緑濃い森が点在するだけだった。煙の匂いがしたので住民がいるらしい。バンクスは「みなが探していた大陸はここだと考えたようだ」と記した。船は上下に揺れながら浅瀬や水面下に隠れた岩に注意しながら南へ航海した。ついに入り江に入ったが、原住民との最初の接触は流血の事態になった。四人のマオリ人が船員たちを追い払おうとして水際で発砲したのである。さらにマスケット銃を盗もうとしたマオリ人が数人撃ち殺された。タヒチで友好的に迎えられた後だったので流血事件になって乗組員は意気消沈した。バンクスは「こうして私が体験した最悪の日は終わった。原住民のせいである。神よ、またこういうことが起って苦い記憶となりませんように」と記した。

クックは入り江を「欠如湾《ポバテイー》」と名づけた。それは「われわれが欲しいものは何一つなかった」し、壊血病の発生を恐れて野草を集めるために船員を上陸させられなかったからである。六カ月間ただニュージーランドの沿岸を航海し、伝説の南方大陸に続いているかどうか確かめようとした。マオリ人との関係は相変わらず予断を許さない。彼らは戦闘用カヌーに大砲を積んでエンデバー号に向かってくることも何度かあったが、布地やクギと木材や野菜を平和的に交換したこともあった。野菜にはタロイモ、ヤムイモ、サツマイモ、そして栄養価が高く壊血病にもよいヤシの芯も入っていた。マオリ人の言語はタヒチの言語に酷似し、トゥパイアは基本的な知識と質問を通訳することができた。

人間が多くて悪臭を放つ船から一刻も早く解放されたいと願うバンクスたち博物学者は、上陸できる機会を得ては研究用に新種の植物の種をたくさん収集した――壊血病が再び発生したら食べるつもりでもいた。エンデバー号は集めた野草、草の根、球根、異国の果物のほかにも、壊血病に良さそうな食べ物を手に入れた。散らかった食卓の上には発酵させたキャベツに野生のセロリ、タマネギ、あるいは壊血病草など刺激性の野菜を混ぜて木皿に盛られたものが並べられた。クックは日誌に次のように記しており、指導力の秘密の一端がうかがえる。「乗組員は最初、ザウアークラウトを食べようとしなかったので、船乗りに必ず効き目がある手段に出た。ザウアークラウトを毎日士官用の食卓に載せることにしたのだ……海の男というものは、いつもと違うことを求めると、それが何であれ、良いことでも、言い出した者に何か不平を言うものである。だが、上官がそれに価値を認めると、途端に世の中で最高のものになり、発案者は感心なやつという評価を与えるものである」と。クックは、また、食べ物のくずや塩漬け肉を煮て出た残脂を食事に出さないよう料理人に厳しく命じた（壊血病を抑える効果はないが、銅中毒の防止など確かに健康維持のためになった）。クックは冷水浴も薦め「模範を示してやらせた」し、水夫の手を調べて清潔でなかった者には禁酒の罰を与えた。

バンクスとクックはマオリ人、その共同体、食べ物、慣習、人口などについて観察して記録に残した。食人習慣《カニバリズム》についても記録した。あるときクックは取引をしているマオリ人の集落で「彼らは人肉を食べて時間がたっていない様子だった。男か女か分からないが、一人は人間の腕の骨を手に入れていた。骨は非常に新しく、ごく最近肉を削ったような骨だった。肉は食べたと言った」。食べられたのは小競り合いで殺された敵の部族の遺体だった。クックは嫌悪を感じたが、ある女が同じ部族の人間は食べない、食べるのは敵だけだとクックに告げた。

クックが食べ物と清潔を厳しく守らせたので、九一人の船員たちは一七六九年のクリスマスを迎えることができた（死者は三人出たが壊血病ではなかった）。志気は高く、野生のガチョウを何羽かしとめ、焼いて盛大な宴会を開き、バンクスによれば「父祖たちもこんなふうだったのかと思わせるほど酔っ払った」。新年を迎えて航海を続け一月中旬、クックはニュージーランドを二つの島からなるのではないかと考えた。エンデバー号は四月には二島の周航を終えた。「ここは今まで南方大陸の一部だと考えられたが、大きな二島から成る」と記した。彼は一八世紀の定法通りに確かに二島を「国王陛下ジョージ三世」のために占領した後、四月の中旬に再び西へ向かって出発した。

エンデバー号は島の新鮮な食物を積み込み、乗組員は健康を維持して、約二週間後、見張りが西の水平線に陸地を見つけた。壊血病が再び顔を出す前だった。曖昧で信憑性に乏しいオランダ人の報告からクックはインドネシアと東インド諸島の南に陸地が横たわっていると考えたが、形や大きさについて知る者はいなかった。陸地ははじめ不毛の地に見えたが、やがて北の方に接岸すると「樹木が豊か」だった。一七七〇年四月二八日、エンデバー号は滑るように穏やかな入り江に錨を下ろした。クックは初め、入り江にアカエイ湾という名前をつけたが「新種の樹木をたくさん採集したことから」後でボタニー湾に変えた。バンクスなど博物学者は五月六日まで付近の森で発見した新種の植物をすべて採集しようとしていた。バンクスが採集した壊血病に効く植物は彼が

Tetragonia cornuta と呼んだホウレンソウの一種だった。

エンデバー号はいろいろな植物や果物を補給して海岸沿いに北進し、知らぬ間にグレート・バリア・リーフに入っていた。そこは二〇〇〇キロにわたって連なる世界最大の珊瑚礁であり、この海域の海は渦を巻いていた。浅瀬に乗り上げたのは六月一〇日、日曜日の夜だった。何かが砕けるいやな音とともに船が傾き、オーク材の船体にカミソリのように鋭い珊瑚の先で深い亀裂ができた。クックが急いで甲板に出ると船はぐらつき浸水が始まっていた。ただちに五〇トン近くある石と鉄の底荷《バラスト》、傷んだ食糧、大砲六門を捨てるよう命令した。「それ以外に方法はないと思われた」とクックは記した。

珊瑚に乗り上げたのは高潮のためで、次に潮が満ちるのを待ちながら惨めな夜を過ごした。浸水しないように三人がかりで必死に吸い出しポンプを操作し、手の空いている者は全員で錨を引き上げ、数隻の小舟を漕いで懸命に船を珊瑚礁から出そうとして引っぱった。失敗すれば確実に死が待っていた。夜が明けると二〇マイル（約三二キロ）以上先にオーストラリアの海岸が見えた。近くに島はなかった。潮が満ちて全員で錨の綱と小舟からの綱を引っぱると船は大きな音をたてて震動し、暗礁から離れて海中に浮かんだ。クックは心配したがすぐには沈まなかった。大きな珊瑚の塊が船体の穴に突きささっていた。船が沈まないようにタールを染み込ませた帆を包帯のように船体に巻き付けてから、ゆっくりと未知の海岸へ向かって行った。「船は浮かんでいても、非常に危険でいつ破滅するか分からない状態がつづき」傷だらけのエンデバー号が河口に入るまで入り江でポンプを五日間そのままにしておいた。クックはこの川をエンデバー川と名づけた。船は川が引っ込んだ場所で傾いたままになっていた。一行はそれから七週間、船を修理しながら美しいとはいえない褐色の乾いた大地を探検した。礁湖には巨大なカメが泳ぎ、雑木林にはカンガルーが棲息し、壊血病に良い植物が繁茂していた。壊血病に罹った船員はいなかったが、トゥパイアに症状が出て「歯肉が腐って脚に斑点が出るなど特有の症状があった」。しかし「土地で手に入れた物を食べていると」まもなく回復した。

大工が手を尽くして修理を終え、エンデバー号は海に乗り出し、ゆっくりと未知のオーストラリア東海岸を見て回った。八月末に、大陸の北端ヨーク岬付近を通ってオーストラリアとニューギニアを分けるトレス海峡を抜けた。長い海岸線と原住民が使うかまどの煙の匂いらしきものからクックはイギリスに思いを馳せてこの地をニューサウスウェールズと名づけた。数十年後、イギリスがここに受刑者を送って植民地を築き始めた際に大陸はオーストラリアと改名された。

不安な航海は過ぎた——東インド諸島の海域はよく知られ、多くの船が航行していた。クックは本国へ帰るためにインドネシアのジャワ島にあるオランダのバタヴィア港（現ジャカルタ）に入港して物資を調達し、船を完全に修理した。うれしさいっぱいの乗組員はマンゴー、ブドウ、スイカ、タマリンド、ココナツやら新鮮な牛肉、豚肉、羊肉などを船に積み込んだ。あいにく港には悪臭が漂い、汚れた不潔な穴には付近の沼や淀みでわいた蚊がうようよむれていた。水は濁って汚かった。船の修理に二カ月半かかり、うす汚い港で文明と接する生活を送っていた間にもクックとバンクスを含め七三人がマラリアと赤痢に罹った。入港後しばらくクックは「病気でかなり衰弱していたので、働ける者は士官と船員合わせてせいぜい二〇人ぐらいだった」と記した。トゥパイアを含む二九人がバタヴィアで病死し、エンデバー号は一七七一年六月一二日にイギリスの港に錨を下ろした。二年九カ月半の長い航海で疲れ果てた船員たちはついに故郷の土を踏んだ。壊血病で死んだ者はいなかった。

クックは地理でも、医学の上でも偉大な業績を残した。クックは本当に壊血病に勝ったのだろうか。そうであれば、正確な経度計算とならぶ軍事上、経済上の強みであり、ダルリンプルの南方大陸発見より大躍進だったかもしれない。海軍としては死亡率が五〇パーセント以上にもなる問題に対処する予算が必要でなくなった。壊血病は、国家機密にかかわる金のかかる航海の成功をつねに危険に晒してきた重大な問題だった。クックの航海は三〇年前に太平洋を横断したアンソンの航海と対照的だった。

惜しくもクックの航海で用いられた治療法は他の船では実行されなかった。海軍が規則を変更するには決定的な証拠が必要だったのである。クックはただ運が良かっただけかもしれなかった。航海中に乗組員の半数が死んだという事実から、クックの壊血病との闘いの成功はうやむやになった。一七七二年、クックの帰国からほどなくして、リンドは第三版で最後となる『論集』を発表した。同年、プリングルは王立協会会長に昇進し、麦芽汁が選ばれるように影響力を行使した。

クックが踏破した航程は驚くべきものだったが、未知の大陸については海軍が満足する結果を得

ジェームズ・クック船長の航路
1回目の航海　1768-1771 年
2回目の航海　1772-1775 年
3回目の航海　1776-1780 年
ALASKA
NORTH AMERICA
SOUTH AMERICA
Atlantic Ocean
Ocean
Sandwich Is. (Hawaii)
EQUATOR
Society Islands (Tahiti)
Easter Island
Cape Horn
150°W
135°W
120°W
105°W
90°W
75°W
60°W
45°W
60°N
45°N
30°N
15°N
0°
15°S
30°S
45°S
60°S

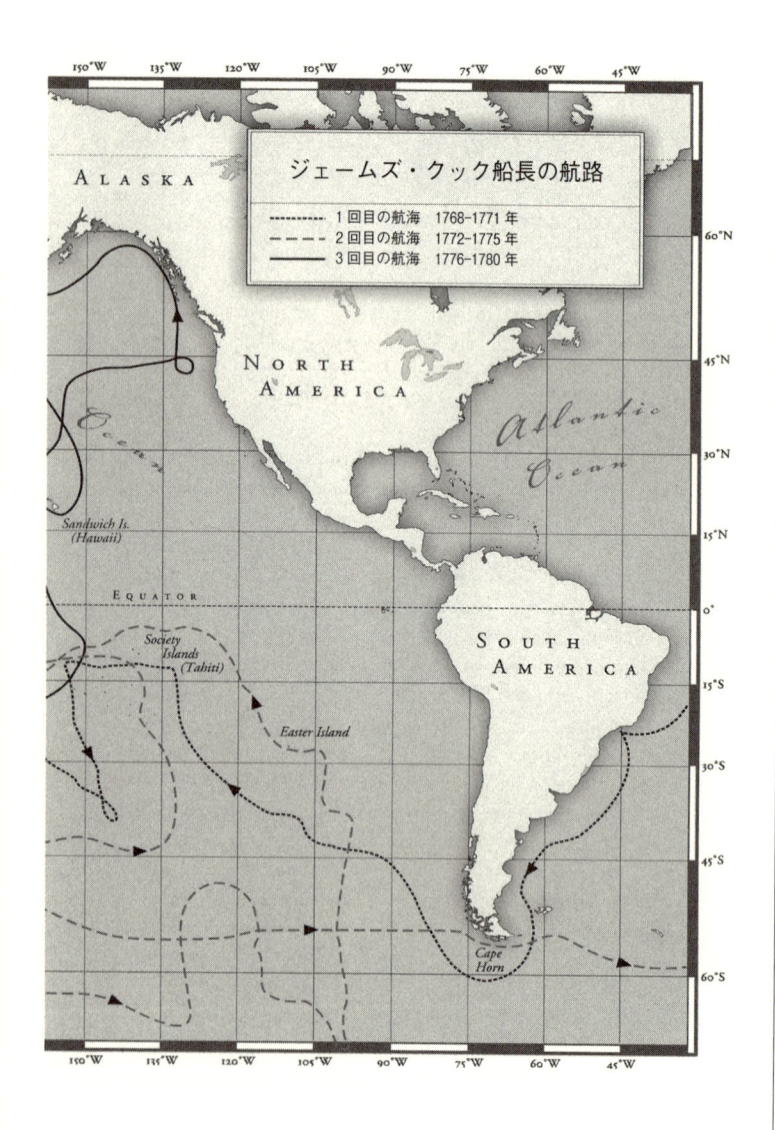

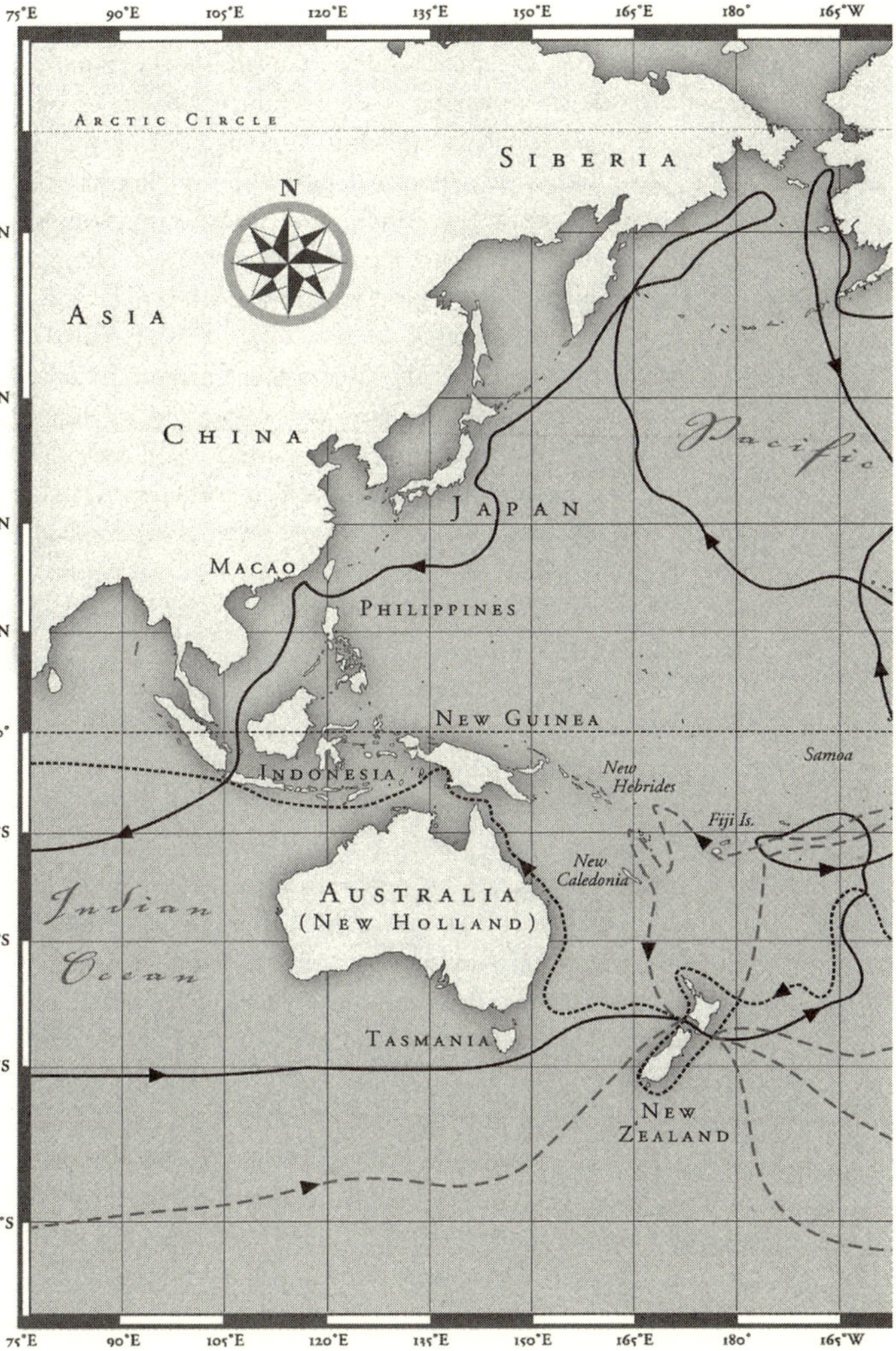
75°E
90°E
105°E
120°E
135°E
150°E
165°E
180°
165°W
Arctic Circle
Siberia
N
60°N
Asia
45°N
China
Pacific
Japan
30°N
Macao
Philippines
15°N
New Guinea
0°
Indonesia
New Hebrides
Samoa
Fiji Is.
15°S
New Caledonia
Australia
(New Holland)
Indian
30°S
Ocean
Tasmania
45°S
New Zealand
60°S

られなかったので、すぐに「今までより高緯度で世界一周する」よう命じられた。つまり、クックは地球上に残る最後の空白地帯を探検することになった――南極周辺海域である。イギリスに戻って一年半にしかならないのにクックは再び南太平洋を探検して氷に閉ざされた南極大陸があることを立証し、また、ポリネシアとニュージーランドを精密に地図に記す目的で出帆した。

長い航海（三年程度）が予定されたため、食糧局は何よりも抗壊血病剤のすべてを試してほしかった。クックは再び麦芽汁についての実験を促された（プリングルの説得もあって海軍本部は麦芽汁が有効な治療剤であればよいと考えていた）。クックは全乗組員二〇〇人のために、一人当りザウアークラウト約一〇〇ポンド（約四五キロ）、塩漬キャベツ約二五ポンド（約一一キロ）、即席スープ一五ポンド（約七キロ）、麦芽汁の半樽三一個、ほかに壊血病の予防に効くと考えられる食品を準備した。この中に「壊血病予防に非常に効果があることがわかっているオレンジとレモンのロブ」も入っていた。ロブはリンドの弟子ナサニエル・ヒュームがつくり、使用法についての指示を与えた。クックは海軍の示唆とベルリンのシュトルヒ男爵の助言を受けてニンジンのママレード三〇ガロン（約一三・六リットル）を積み込んだ。シュトルヒは「ときどきスプーン一杯を水に溶かして飲むと壊血病の予防になり、発病したときは常用すれば治るだろう」と書いた。ジョゼフ・プリーストリーの「固定空気で飽和した水」をつくるための設備も新たに設置した。ソーダ水は体内にこもる汚れを除去する効果があり抗壊血病剤として麦芽汁より優れているといわれた。新しく流行してもすぐに廃れる発酵説の一種だった。少しでも船員の命が救われるならば奇妙な治療法でも進んで試すつもりなのだ。

石炭運搬船に最新の設備を取り入れたレゾリューション号とアドベンチャー号という二隻の船を手に入れた。新しい経度計算器やハリソン・クロノメーター*も備えていた。アドベンチャー号を指揮するのはトバイアス・フルノーという新任の海尉で、一七六六年にウォリスが南太平洋を航海した際に同行していた。二隻は一七七二年七月に厳めしく出港し、三カ月後にアフリカ南端の喜望峰に入港した。ここで上陸し南極大陸に挑むために野菜や真水を集めていたとき、オランダ東インド会社の二隻の船がゆっくり港に入って来た。オランダから四カ月かけて航海した間に一五〇人が壊血病で命を落としていた。

一七七二年一一月二二日、レゾリューション号とアドベンチャー号は帆を上げて南下した。南半球は初夏だった。一行は一七三九年にフランス人ジャン・ブーベ・ド・ロジェが発見した南方大陸の尖った峰を見つけようとしていた。ロジェはこの大陸の岬を割礼岬（Cape Circumcision）と名づけ、アフリカ南方の靄のたちこめる海にうっすらと氷の山々が確かに見えたと述べている。さて、クック一行の船は荒波と穏やかな海面を交互に乗り越えて行き「終わりの見えない巨大な氷原」で止まった。一行は東に方向転換して轟音をたてる氷の壁を追跡し始めた。靄の中に海面が緩やかなひだで覆われた、忘れ難い光景が目に入った。ときどき靄が渦を巻いてちぎれ、遠くの島々や漂流

＊精密な経度測量時計

する異様な氷の楼閣が見えた。霧が音をすべて吸収しているような静寂が支配し、ときたま遠くに見えるクジラの潮吹きや、頭上を飛ぶダイシャクシギの一群に驚いた。

クックは「ここは自然に呪われ、太陽光線の温もりを感じることなく永久に極寒の状態にとどまっていた。恐ろしいほど残酷な風景を何と表現したらいいのか分からない――われわれが発見したのはそんな土地だった」と記す。南極圏の周航中に、濃い霧と荒海の中で二隻ははぐれ、三カ月後の一七七三年五月一九日にニュージーランドのクィーン・シャーロット・サウンドで再会した。

再会するまで二隻は別々に氷原を航海していた。海に乗り出して一一七日後にクックのレゾリューション号がニュージーランドに到着したとき、彼は嬉しさの余り「これほど長く南極圏の海に居続けたら仲間の多くは壊血病になると考えるのが当たり前だと思う。だが全くちがった」。壊血病になったのは一人だけで、それも「偶々他の病気と重なったためだった」とクックは述べた。しかし、用心のためにスプルースビールを醸造するよう命じた。これはリンドが『論集』第一版に書いた飲み物で、カナダのラブラドルの痩せた沿岸地域の原住民に驚くべき効果があったとされていた。クックは「アメリカ・クロトウヒに似た樹木の枝と葉を使った」。だが、うまくはいかなかった。多くの乗組員が壊血病で衰弱しても、ニュージーランドで手に入れた新鮮な草や葉によってまもなく回復した。

食糧と真水を補給した後、二隻の船は越冬のためにタヒチとソシエテ島に向けて出帆した。二週間の航海でアドベンチャー号に再び壊血病が現れた。クックがアドベンチャー号に部下を派遣して乗員の様子を尋ねると、料理人が死に、ほかにも二〇人ほどが苦しんでいることが分かった。「なぜ一つの船だけに壊血病が出るのか分からない。ニュージーランドにいたときアドベンチャー号の乗員はわれわれより病気になりやすかったとしか思えない。クィーン・シャーロット・サウンドにいたとき野菜を全然食べなかったのだろうか。船乗りが新しい食べ物を嫌がったこともあった」。アドベンチャー号の船長フルノーがクックほど熱心に船員の食事を監視していなかったことと、船員に新鮮な食べ物や抗壊血病剤が良いと考えさせようとしなかったせいだった。

一七七三年七月、クックはフルノーに自分のやり方を真似て船乗りの食事を変えるように命じる大胆な手段をとった。クックは「船乗りに新しい食品を食べさせようとするとき、いかに健康に良いかを分からせるには具体例と指揮官の権威の両方が必要であり、この二つが揃わないと身体に良いことが分かる前に失敗する……われわれが壊血病に罹らないのはニュージーランドで野菜を食べ、スプルースビールを飲んだためで、そうしない者はほとんどいなかった」と記した。フルノーが船員の福利に無関心だったことを諭されてからは、アドベンチャー号の壊血病は下火になった。

それから数年間、クックはニュージーランドとタヒチを基地にして南極圏と南太平洋のあちらこちらを航海して謎の大陸を探した。新鮮な食べ物を手に入れるために着岸することを留意し、船医には定期的にあらゆる抗壊血病剤をたっぷり摂らせるように勧めさせるなど注意を怠らなかった。一七七四年半ばのこと、クックは「うれしいことに、ここマルケス諸島に到着したとき病人は一人もおらず、体調が良くない者もせいぜい二、三人だった。これは明らかに船に積んだ多くの抗壊血病剤のおかげであり、船医が特に留意してそれらを適宜与えているためだ」と日誌につけた。

一七七五年七月、クックは意気揚々とイギリスに帰還した。約七年間にわたり極地を探検して一人も壊血病の死者を出さなかった。クックはヨーロッパ中の賞賛を浴びた。国王ジョージ三世よりイギリス国章を授与され、勅任艦長に昇進した。有名な科学者や海軍卿の家へ招かれ、王立協会の特別会員に選ばれた。さまざまな学会で航海や科学の観察について講演した。海の生活から退くことを考えても当然だった。優れた海事の才能と決断力のおかげでクックはイギリスの厳格な階層制度を打破したが、栄光にとどまっていることはできなかった。

四八歳のクックは海軍本部から、なかなか到達できない北アメリカのアニアン海峡*、または、北西航路**のいずれかに船を出したいが、注目が集まるこの航海に相応しい船長を推薦してくれないかと尋ねられた。クックはただちに引退後のグリニッジ病院の院長という俸給の高いポストを断った。アニアン海峡に関する巷の噂をはっきりさせることは、人生を極め、この時代の最も偉大な船長という最後の輝かしい業績になると思われた。

想像上のアニアン海峡はなかなか突き止められない北アメリカの水路であり、イギリス海軍には世界の海を支配するための要所であると考える人が多かった（太平洋とアジアへの最短ルートになると考えられたからである）。この架空の海峡がどこかは、はっきりしなかった。この時代、ミシシッピ川および五大湖以西の地理の知識はほとんどなく、根拠のない楽観的な物差しで線が引かれた。またも、クックは存在しないものを証明するために航海に出ようとしていた。フランスの地図には現在の北アメリカ西海岸の大部分は巨大な内海として載っていた。二世紀前のファン・デ・フカはこの水路を航行して大西洋からスペインへ航海したと述べた。当時最新のロシアの地図にはアラスカは島で、氷結しない北極海への太平洋の入口を示していた。地図作成者や探検家を長年困惑させてきた最大の謎を解くことはクックにはこの上ない満足だったろう。クックは一八世紀のヨーロッパの知識と科学の業績の理想を体現していた。クックの船なら命も名声も傷つかないことから、イギリス国内はもとより外国からも船乗りや士官が乗船を申し出た。帰国して一年足らずで再び航海の準備に忙しくなった。

クックの第一回と第二回の航海中、そして、その直後にも、壊血病は海軍の船で相変わらず猛威を振るっていた。しかし、七年間の航海の間、船乗りたちが恐ろしい海の病気に負けないようにクックが何かしら手段を講じていたこと、そして、クックの偉業が再現されれば海軍にとって非常に有益なことは海軍の最も愚鈍な官僚にも分かった。壊血病は病気だと考えられていたので(症状は他の病気と似ていた)、「治療」は安く手軽でなければならなかった。海軍は平均的な船員の生命の値段を反映する解決法を求めた。健康で元気な船員が乗り込んだ船は、半分の力しかない船よりもはるかに価値が高いことが明らかになっても、長い習慣と官僚の独り善がりは変化の前に立ちはだかる途轍《とてつ》もなく大きい壁だった。

＊一六世紀のヨーロッパにおける名称で、北アメリカにあって太平洋と大西洋を結んでいるとされた想像上の海峡
＊＊ヨーロッパから北西に向かい、北アメリカ大陸の北を回って大西洋と太平洋を結ぶ航路

壊血病を撲滅するために何をすべきかはまだ議論の余地があった。クックの過去二回の医学報告は曖昧で矛盾だらけであり、いろんな解釈ができた。一回目の航海の後、クックと船医ウィリアム・ペリーは、柑橘類のロブと麦芽汁は壊血病に有効だと報告したし、他方どちらも何の価値もないとも報告した。船医ペリーの報告の一部に、麦芽汁のテストは柑橘類のロブの効果に比べて「ほとんど価値がない」と述べられている。ペリーは次に「ロブについて試し、成功だった」と書いた。それなのに、ペリーはたびたび麦芽汁を使用したとも言い「麦芽汁の結果が良かったこと、その使用法、そしてマクブライドの論拠から、すぐにでも私の意見を主張するにやぶさかでない。すなわち、麦芽汁は私の知る限り最良の薬であり、オレンジとレモンの濃縮ジュースは論外だ」と結論した。

クックの一回目の航海に随行した植物学者で、ジョン・プリングル王立協会会長の後任となった医師ジョゼフ・バンクス卿の日誌では、明確にレモンの効果と麦芽汁に懐疑的だったことを記している。残念ながら、バンクスのこの日誌は壊血病に関する議論に裨益《ひえき》するはずの公の論文情報から除外されていた。バンクスは日誌で「毎晩一パイント（約半リットル）以上」の麦芽汁を飲んだが壊血病の症状が現れ始めたと報告した。「そこでレモンに飛びついた……」と記す。「酒を飲むときレモンを入れたので酸っぱくなった。だから一日に六オンス（約一七〇CC）ほど飲んだ。その効果たるや、一週間も経たないうちに歯茎がしっかりした」。海軍は貴重な硫酸エレキサーを約二四パイント（約一二リットル）しか支給しなかったので（それに少量のロブ）、緊急事態に少量与える以外に通常は乗組員に出さなかった。バンクスは自分と士官用に保管していたのだろう。バンクスの報告は麦芽が壊血病の発症を防ぐ効果に乏しいと懐疑的だったことがわかる。壊血病の症状が出始めたとき彼がまずレモン果汁とロブを使ったということが多くを語っている。クックはそれに気づかなかったのだろうか。バンクスとクックは親しく、幅三〇フィート弱（約九メートル）、全長一〇〇フィート（約三〇メートル）の船で三年間寝食を共にした。クックは船長として乗組員の福利厚生に関心を持っているので、船員の健康状態について船医に相談していたはずで、バンクスの時もそうだったはずである。

ところが、バンクスが後年に書いた日誌で壊血病の治療には麦芽が効いたらしいと記した。私は「この食べ物は大いに効果があったというか、あったはずだ」と慎重に考えて書いている。それから、麦芽汁に効果があるらしいと考えた理由を説明する。「私の立場から見れば、発酵することで健康に良い麦芽汁の性質は、十分に麦を浸しておけば若干は小麦にも移行する。そのため新鮮な野菜のもつ性質、すなわち、よく知られている海上での壊血病に対する最強の予防剤として長所を発揮できると私は信じたくなるのである」。バンクスはマクブライドの『実験試論』を読んでいたらしく、当初は毎日麦芽汁を飲んでいたのに壊血病に罹りそうになったと報告していたが、理論的に納得できるので麦芽汁の抗壊血病の性質を信じたくなった。バンクスも他の学者と同様に、流行の学説の誘惑には勝てなかったようである。

一七七五年、二回目の航海が終わる時点で、クックはどの抗壊血病剤がいちばん効果的かはっきりしなかった。クックと船医の意見では、ソーダ水とサループは全く効果がなく、人参のママレードは一度も試さなかった。即席スープについては野菜を入れて食べられるので「非常に重宝」すると思った。クックは船員の食事の「油分」が壊血病を助長するのではないかと考え、バターやチーズをすべてやめるべきだと提案した。少なくとも「腐ったチーズの悪臭が船から消えるだろう」と述べた。

クックは麦芽汁について「これまで発見された壊血病薬の中でもまちがいなく最良の部類である」と主張したこともあった。「他の条件にも留意しながらタイミングよく使えばしばらくは病の大きな進行を抑えることを納得した。しかし、麦芽汁が海上で治療効果があるという意見には全面的に与しない。長い間私たちは何であれ、何か一つのものが足りなくて困るということはなかった。代替があったからかもしれない」と述べた。一九六一年、クリストファー・ロイドとジャック・クールターは『医学と海軍』において、最後の一文は印刷されたクックの報告書から削除されたが、それはすでに試験的かつ条件付きの保証がさらにマイナスの印象を与えないようにとの配慮だったと指摘した。毎日麦芽汁を飲んでいたのに乗組員から壊血病が出たと士官が報告したとき、クックは日誌に手短に「壊血病を発症した患者に麦芽汁をいつ、どのくらい与えればいいか、医学誌を調べた方がいい。もしやり方が正しければ、麦芽汁だけでは壊血病の治癒も予防もできないことの証明になる」と書いた。何らかの理由で医学誌を調べられなかったか、報告がなかったかのどちらかである。

クックは二回目の航海について、柑橘類の果汁とロブの効果に関してわずかだが明言した。「船医は何度も果汁とロブを使用して大きな効果があった」と述べる。しかし、船医のジェームズ・パッテンは航海で柑橘類の果汁とロブを試したことに言及していない。正式な報告書には「海の壊血病の治療に最も優れた治療法であることが判明した……麦芽汁の効果を目の当たりにし、即席スープ、ザウアークラウト、砂糖、サゴ、そしてスグリなどを加えれば、壊血病は長い航海中に船員に猛威をふるうことはめったにないと確信する」と麦芽汁を賞賛した。ロブと麦芽汁に関する証言や意見は矛盾し、ひどく混乱した。

最も効果がある抗壊血病剤に関してクックが曖昧で不十分な意見しか述べられなかったのは、リンドのようにきちんと実験をしていなかったからであり、クックは航海の指揮をとるのに忙しかった。地理的発見のほうが大事な目的であり、壊血病予防は重要だと分かっていても二次的なものだった。それでも、クック船長が王立協会から授与された栄誉ある賞「コプリ・ゴールドメダル」は地理的発見でもなく、軍事的勝利でもなく、医学上の業績によってであることは特記すべきである。

一七七六年七月四日、アメリカの一三の植民地が正式にイギリスからの独立を宣言して二日後、無限に広がる南太平洋から戻って一年も経たずに、クックはアメリカ大陸の未知の奥地へ船出した。最後の航海となった。航海の科学的重要性とクックの国際的名声から、ベンジャミン・フランクリンはアメリカの民間武装船に対しクック一行の船を邪魔しないように求め、フランス政府も後に自由に航行させることに同意した。レゾリューション号とディスカバリー号は船員一九一人を乗せ、ポーツマスから大西洋に向かって船出した。二隻の船は地球を四分の三周して一七七八年三月七日に靄のかかったオレゴンの岸辺に接近した（アフリカを南下してからインド洋を航行し、一七七七年末ごろタヒチに停泊し、途中で初めてハワイに上陸した）。それから北アメリカ西海岸に沿ってベーリング海峡まで北上した。何カ月も海で過ごしたが重症の壊血病になった者はいなかった。

一七七八年秋、二隻は北極地方の風と凍った湿地を避けて温暖なハワイへ向かった。船員たちはハワイにとどまり飲んだり騒いだりしてその冬を気楽に過ごした。春になったらクックは最後に再び極寒のベーリング海峡に行くつもりだった。しかし、そうならなかった。クックは三回目の航海中つねに疲労と倦怠の様子を見せていた。ときどき体調不良で気難しくなった。以前なら冷静沈着であったような場合にも癇癪を起こした。乗組員や太平洋上の島々の原住民に対する暴挙は信じられないほどひどく、まるで冷血漢のような振る舞いだった。前二回の航海に比べて鞭打ちは倍に増えた。タヒチ海域の島民が山羊を数頭盗んだとき、クックはその男の髪の毛を剃って耳を切り落とした。

苦難の航海を指揮する重圧と、名声とともに高まる期待が乗組員一行に大きな打撃を与え始めていた。レゾリューション号の状態も悪化していた——浸水と装備の不具合が起きていたのだ。粗雑な施工の結果である。クックは甲板を足で踏みつけながら大声で海軍本部を罵ったこともあった。何年も心を打ち明ける友もなく乗組員から孤立して、心は乱れ、孤独に苛まれた。皆が畏れる有名な船長は、神経を病み、正しい判断ができなくなっていた。歴史学者はクックの常軌を逸した気まぐれな言動についていろいろな可能性を指摘している。アヘンの常習、神経痛、それに腸内に回虫がいてビタミンB欠乏症になったなどである（回虫がいると気の塞ぎ、倦怠感、意気消沈、いらだちを起こすことがある）。そのいずれかが原因で一七七九年二月一四日、ハワイのケアラケクア湾で不幸な事件が起こった。

一行は二カ月近く湾内で過ごして船出したが、レゾリューション号に修理が必要になって数日で引き返して来た。当初、島民はヨーロッパ人に破格の待遇をしたが、戻って来たときには態度が一変していた。島民はふたたび大勢の客に食べさせ、持て成さなければならないことに苛立ちを覚えており、二隻が再び湾内に錨を下ろすと伝えられると動揺した様子だった。物が盗まれたり、罵声が飛んだりした後、クックは一四日、目覚めると船のいちばん大きいボートがなくなっているのに気づいた。彼は烈火のごとく怒り、湾内の原住民のカヌーに見境なく大砲を撃てと命令した。次いで、水兵一〇人で分遣隊を組み、武装船員の乗ったボート二隻を上陸させ、ハワイの王を捕らえて盗まれたボートと引き換えにしようとした。岸辺には島民数千人が待ち構えており、危険を察知したクックは人質の王を解放して、水兵と岸辺に戻った。

ボートに戻ろうとした時、島民の一人が短剣を抜き、クックの背中に石を投げるような動作をした。クックは振り向いて発砲し、部下に「ボートへ逃げろ」と命令した。島民が群になって向かって来たので、水兵は一斉に射撃し、乱闘になってクックは刺されて波打ち際に倒れた。ほかにも水

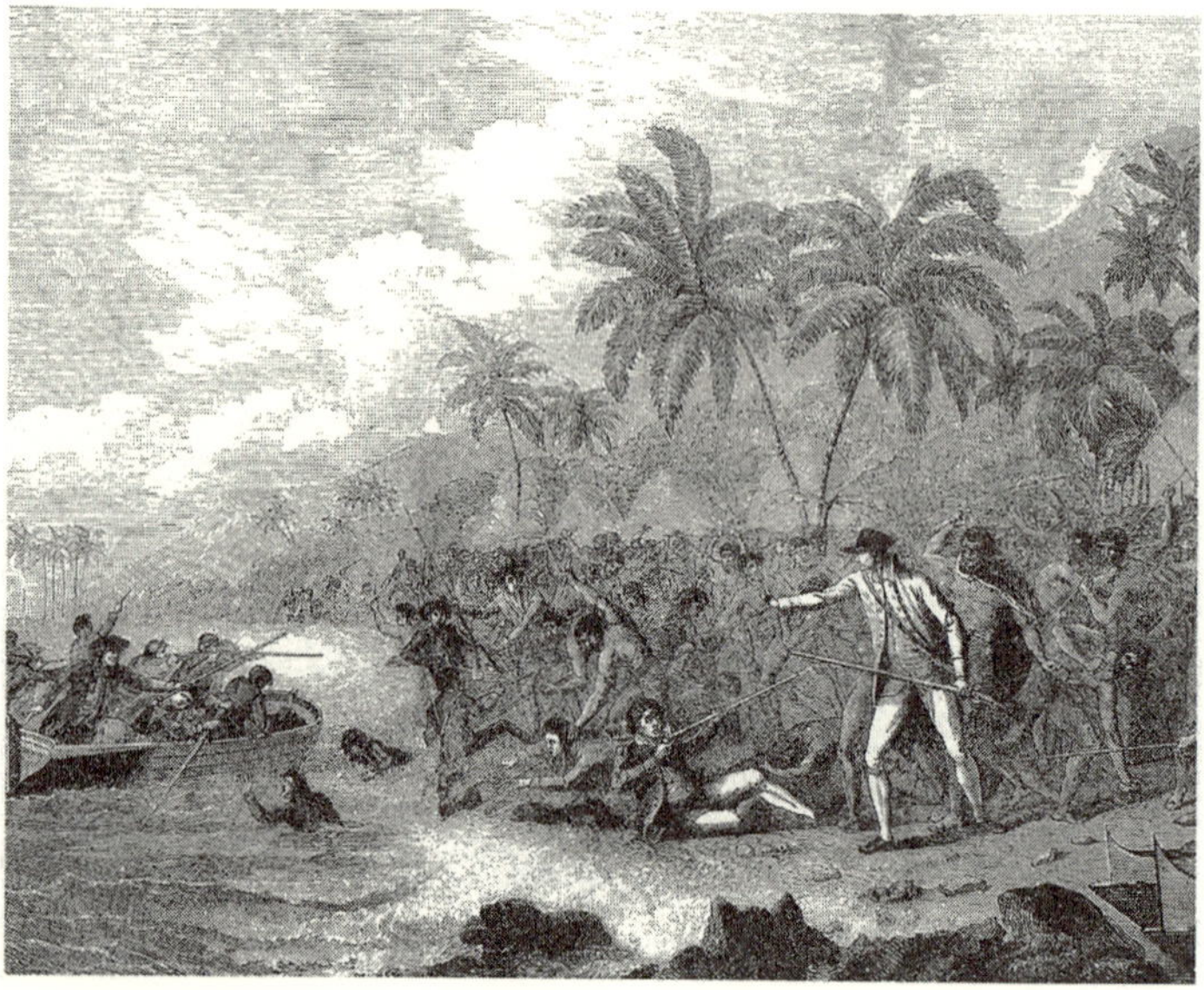

クック船長は3回目の航海中に指揮を執ることの緊張から神経を病み始めた。1779年2月14日にケアラケクア湾でハワイ島の島民に殺された。後にばらばらにされた遺体の一部が船に返された。

兵四人が殺され、何人かが重傷を負い、島民一七人も負傷した。船長の死に唖然とし動揺した船員たちは小型ボートに飛び乗り湾内に停泊していた船に引き上げた。一方、島民はクックの遺体を切り刻んで森の中へ運び去った。二、三日後、ハワイ人司祭がクックの太股の一部と両手や頭皮などの部位が入った袋を船に届け、クックであることが分かった。クックの厳しい睨みがきかなくなり血に飢えて復讐に燃える水兵たちは、島民を撃ち、村に火をつけた。レゾリューション号とアドベンチャー号が立ち去るまでに大勢の島民が殺された。

一週間後、ばらばらにされたクッ

クの遺体はレゾリューション号から厳かに深い海へ沈められた。考えてみれば、それは、指揮を執る緊張の下で精神に変調を来したとはいえ、人生の大半を乗組員の健康と福祉のために捧げ、航海術の限界を広げ、世界の地理に関する理解を根底から変えた男にふさわしい最後だった。クックに次ぐ指揮権のあるジェームズ・クラークがこの不幸な航海の指揮を仕方なく引き継いだものの、クック亡き後、士官たちに航海を続ける熱意はなかった。翌年の春、気乗り薄のまま北へ進んだ後、本国へ向かった。クラークはクックの指示どおり抗壊血病の管理を続け、約二年後にイギリスへ帰還したとき壊血病による死者は一人もいなかった。

クックは壊血病との戦いに勝利したが、どう克服したのかを正確に知る者はいなかった。しかし、恐ろしい惨害からの謎は解けていた。壊血病は治療できる病であり、船員の食事に特定の食材を入れることにほぼ間違いはなかった。ところが、一七七六年夏、クックが三回目の航海に出発したとき、抗壊血病剤に関する実験と議論の機会になる窓はあっさり閉じられた。アメリカ独立戦争でイギリス海軍はまたもや火急の事態を迎え、多数の新兵の召集に追われていた。ハスラー病院は再び病人、負傷者、壊血病患者で収容能力ぎりぎりに追い込まれた。クック死亡の知らせが届いたとき、イギリスは海戦に臨んでいた。

クックが外洋での壊血病の予防に見事に成功したのに、海軍は克服できた理由を知ることすらできず、多くの船は先行きの不安を抱えながら航海に出発した。開戦によって壊血病の研究は後回しになったのだ。皮肉にも、海軍が任務に召集されるとともに壊血病との闘いへの関心が薄れ、関心は戦争の準備のための複雑な兵站《へいたん》業務に移った。壊血病の問題解決は最大の関心事だったはずなのに、いつの間にか重要案件から外された。海軍本部は戦争で頭がいっぱいになり、実験の継続も、即席スープやザウアークラウトのことも、麦芽汁のこともどうでもよくなった。麦芽汁については、クックも王立協会のプリングルもそれなりに認めていたようで、イギリス海軍は麦芽汁を正式な抗壊血病剤として船に積んだ。

アメリカ独立戦争が五年目に入ろうとしていた一七八〇年、世界に大きな影響を及ぼすことになる三一歳の男が軍艦に乗り込み、初航海に出ようとしていた。男は貴族で医師だが、船医でも船員でもなかった。この男がリンドやクックがやめてしまった壊血病という複雑な綴れ織りから垂れた糸を拾い上げることになる。

第八章

影響力のある男——ギルバート・ブレーンと西インド諸島艦隊

一七八〇年、戦争の行方はイギリスにもイギリス海軍にとっても厳しいものになりそうだった。独立を目指すアメリカ諸州はそれまでにフランス（一七七八年）およびスペイン（一七七九年）と同盟を結び、両国はイギリスの世界進出を妨げるとともに、イギリス植民地の反乱を支援することでヨーロッパ勢力の均衡を維持しようとした。同盟によってアメリカ植民地は海軍を創設し、戦況はイギリスに不利に展開した。

当初、イギリスは数千の植民地兵が相手だったが、ヨーロッパ大陸からの侵攻もありうる国際的な戦争に拡大し、イギリス海軍はその即応態勢の拡大を迫られた。海軍は一七七四年の軍艦一〇三隻、兵力一万七七三一人から、一七八三年の戦争終結時点には軍艦四三〇隻、兵力一〇万七四四六人に増大していた。九万人もの兵士を集めて軍事訓練を実施し、兵士輸送用の軍艦を建造し、数年間で四倍に膨れ上がった海軍のために食糧増産を確保して供給するのは並大抵のことではない。水兵の多くは強制的に徴集された者たちで健康でない者も多く、水兵の食糧供給と生活環境の改善はほとんど手つかずであった。

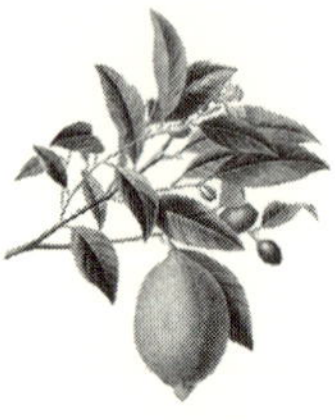

中でも海峡艦隊の状況は悲惨だった。戦争末期には壊滅的といえるほど壊血病とチフスが蔓延していた。クリストファー・ロイドとジャック・クールターは『医学と海軍』の中で船長報告に基づいて戦争中の海峡艦隊の窮状を詳述している。一七七八年、ウォルシンガム船長は「前の船からの受入れ水兵は老人と少年ばかりだし、後の船からの五〇人の受入れ予定が現実には二五人だった。残りは使えないやつらか壊血病の病人で、受け入れたのも乗船以来ずっと傷病者リストに載っている者だらけだった」と記した。一七七八年、トンプソン船長は「私の船は大半が障害者で、病院を退院したばかりという者が半数を占めた。満足な水兵は一人もいない。それなのに、ただちに西インド諸島へ行けと命令された」と記した。一七八一年、ダービー提督は海軍本部の幹部に宛て「壊血病がすごい勢いで広がっています。多くの船は短時間しか寄港しないので長期間海に出たら人員不足で機能不全に陥るでしょう」と認めた。

一七七九年八月、海峡艦隊の弱点が国の存立を左右するまでになった。イギリス海軍は点々と散らばったため、海峡艦隊はプリマス海岸沖に現れるフランス・スペイン連合軍を防衛できそうになかった。しかし、この時イギリスを「救った」のは壊血病だった。スペイン艦隊は七週間遅れでフランス艦隊に合流し、しかも、イギリス海峡に到達したときはフランス艦隊の乗組員の三分の二が壊血病に罹っていた。侵攻するつもりの艦隊は急遽引き返し、フランスはイギリス侵攻の最大の好機を逸した。ロイドとクールターは「夥しい数の遺体が海に投げ込まれ、プリマス市民は一カ月以上も魚を食べる気がしなかったそうである」と記した。

一七八〇年八月一九日、海峡艦隊は短期間イギリスの南岸と東岸、そしてビスケー湾の荒海偵察行に出たが、戻ったときは尋常でない数の病人が出ていた。定例任務のこの偵察では、陸からそれほど遠くへ離れなかったが、二カ月半海上にいた。艦隊の水兵の七分の一に当たる二四〇〇人が壊血病で倒れた。海軍本部からは海にとどまれと命令されていても、ジアリー提督は病人をハスラー病院に入院させるほかに救いようがなかった。「病人の数はものすごい。とくに壊血病が多く、放っておけなかった」とその光景を見た者は記す。水兵の病状は急速に悪化し、海に居続ければ深刻な被害を免れなかっただろう。

正しい判断を下す船長と知識の豊富な船医が乗る船を除けば、壊血病は前世紀と変わらぬくらい海軍で猛威を振るった。クックが一〇年近く航海して、壊血病を水際で抑えられていたのにもかかわらずである。

壊血病がなかなか退治できないのは、クックの船で実行された衛生管理と食事の習慣がそのままイギリス海軍の軍艦でも再現されるとは限らないという事実から説明がつく。クックの航海は科学的調査と探検の航海であって軍事行動ではなく、クックには全く別の目的があった。軍事作戦では、壊血病に効く食べ物が必要だからといって上陸はできなかった。戦闘待機のときもあれば、封鎖された港近くで交戦する可能性もあっただろう。陸地に近いからといって水や食糧の補給はできなかったのである。クックの偉業は海軍で再現されなかったので成果は無視されたことになったが、実は海軍の問題は、戦時中は大型艦隊による極めて異常な航海条件が生じたことだけでなく、相変わらず効果のない抗壊血病剤を使用し続けたこととも大いに関係があった。当局は全艦船に即席スープ、ザウアークラウト、麦芽汁を支給して最も効果的で最強の抗壊血病剤を保証したものと思い込んだ。そして、妙な話だが、海軍本部が効かない薬剤を使い続けたのにはジョン・プリングル卿とともにクックにも責任の一端があった。

これまで述べてきたとおり、クックの抗壊血病剤のテストから得られた医学的結論は、二回の航海の後にクックや船医が曖昧で微妙に矛盾する内容を述べたことに基づいていた。海軍本部はこれら極めつけの報告から抗壊血病剤に関する方針を決定したのだ。使用した食品のどれがいちばん良かったかクックに確信はなかったのに、プリングルは、クックの記録はマクブライドの麦芽汁こそ海軍本部が求めていた奇跡の抗壊血病剤であることを証明するものと受けとめた。

プリングルは兵舎や病院の衛生状態の改善、換気の奨励など一八世紀の医学に多大な貢献をしたが、壊血病の原因と治療に関する意見は疑問視せざるを得なかった。後から見れば、プリングルは麦芽汁に肩入れするためにクックの報告をねじ曲げたようである。一七七六年にクックが「コプリ・ゴールドメダル」を受賞した際に（クックは多忙で出席できなかった）プリングルは王立協会への挨拶で故意にクックの日誌から麦芽汁に有利で柑橘類のロブの効果を軽んじる印象を与える箇所を発表した――クックはそういう立場を明らかにしたことはなかった。プリングルは「固定空気に腐敗を抑制する力があることが知られる以前は、果物、野菜、発酵酒の効能は含まれる酸にあるとされた」と王立協会で述べた。マクブライドの麦芽汁を抗壊血病剤として使用するために、実証する理論的根拠を損う証拠が次第に増えていったのにプリングルはその効果を信じて疑わなかった。マクブライドの実験を再現して肉の腐敗を止められなかったという報告がいくつも上がり、他方で、リンドは『論集』第三版において、ハスラー病院で治療した何千人もの壊血病患者に腐敗は見られず、壊血病は腐敗病とはいえないと主張した。

しかし、プリングルは固定空気が腐敗を止めるという説は既定事実であると思い込み、従って、麦芽汁は人体に固定空気を絶えず供給することになるので、最も効果的な抗壊血病剤であると結論づけた。さらに、プリングルはクックの船医が柑橘類のロブは「たいして効き目がないので時間のむだと考え、効果が確かな麦芽汁だけを治療に用いた」と大胆にも主張した。これが、腐敗を中和する因子としての発酵に関して既に発表されたマクブライドとプリングルの研究と偶然にぴたりと合い、何年も経ってからこの学説が誤りだと判明したときの困惑から彼を救うことになった。プリングルは若い頃に非常に有望に見えた学説に固執しすぎて麦芽汁が壊血病の治療に役立たない可能性に目をつむってしまったのだろう。かつては強力に支持したが、科学的根拠が薄弱な学説を支持したことに困り果て、その短所を繕って面子を保とうとしたのかもしれない。はたまた、プリングルはリンドに敵愾心を抱き、頑固に柑橘類のロブについて考えようとしなかったのかもしれない。

柑橘類の果汁の有効性に対するプリングルの偏見はロブの矛盾から来ていたのかもしれなかったが、チャールズ・ビセットへの友情とも多少は関係があった。ビセットは一七五〇年代にリンドが壊血病は生野菜や果汁に著しく反応したと主張したことを強く否定した。プリングルはビセットのためにリンドの提言や自分の当初の研究と調和する壊血病の治療法に寛大な気持ちを持てなくなったのかもしれない。何年か前に、プリングルはカロデンの戦い*でカンバーランド公爵の専属医となった。プリングルはハノーバー王家に熱烈に肩入れする者として、ビセットと同様に、スチュアート派らしき人物には誰にでも敵愾心を抱いたようである。リンドもそれらしき一人だったようだ。プリングルには頑固な一面があった。一七七〇年に若い友人ウィリアム・スタークが自ら壊血病になって死ぬのを見送りながら、生野菜や果汁を食べたほうがいいと忠告するのを拒んだことがあった。理由はどうあれ、プリングルは麦芽汁の効果について矛盾する報告がありながら、これを最も効果の高い抗壊血病剤であると保証したのである。

プリングルは王立協会会長として大きな影響力があった。さらに、海軍は政治的な理由から故意に目をつむったのかもしれない。海軍はジョン・バイロン、サムエル・ウォリス、そして高名なクックらと一五年近く抗壊血病剤を試してきて、もうこの問題に決着をつけたかった。リンドのロブや、経費がかかるうえに議論ばかり多い衛生的措置には関心が集まらなかった。マクブライドの麦芽汁はほとんど経費のかからない奇跡の治療法に見えた。経費は確かに重要な問題だった。クック自身も三回目の航海に出る前にプリングルから柑橘類のロブは高価なので現実問題として役に立たないと説得されていた。クックはプリングルへの返事に「仰るとおり、レモンやオレンジのロブ

＊一七四六年イングランド軍がチャールズ・エドワード・スチュアート率いるスチュアート王家支持者の軍を全滅させた

は高価なので大量に積み込めないでしょうが、ほかの抗壊血病剤の補助にはなります。ロブ単独では考えておらず、絶対に必要だとは思っていません」と述べた。

クックが医学報告を選んで提出したことで、壊血病に勝利するために前人未踏の業績を成し遂げた名高い船長と有名な科学協会の会長との間に合意が成立したようであった。たしかに、クックは麦芽汁が有効であるとも無効であるとも言わなかった——クックは結論を明確にすることを避け、故意に曖昧にしたようである。航海ではどの抗壊血病剤も効果が確かめられなかったのだから、イギリスの科学界を牽引する権威者に楯突く必要はない。そうしたところで得るものは何もなく、クックは正式に医学や科学の教育を受けたことがないので、仮にプリングルに反対であっても、彼の説を否定する立場にはなかった。クックが麦芽汁の効果を曖昧に書いたのは、彼の保護者や支援者がそう信じていたためで、それに固執する有力者の機嫌を損ねたくなかった可能性が強い。そうするのは得策ではないし、無礼に当たるか、自分の将来にも傷がつくと考えたのだろう。クックのような身分であれほど出世したのは珍しいことだった。海軍本部からも麦芽汁を保証するようにと暗に圧力があったかもしれない（一回目の航海の命令を受けたとき、クックは当局が麦芽汁を好ましいと考えていることを書面で通知された）。あるいは、クックはただ如才なかっただけで、ハワイで死ななかったら自分の立場を表明したかもしれない。歴史上の記録から何も回答は得られず、明らかになることはないだろう。

いずれにせよ、麦芽汁が曲がりなりにも抗壊血病剤として認められたことで医師も海軍本部も現実の治療からさらに遠ざかることとなった。一七八六年、商船のある船長が海軍当局に、ブランディーにレモンを混ぜて飲むと必ず壊血病が治ることが分かったと手紙で知らせ、これに対して疾病傷害局は「レモンの酸が壊血病の予防と治療に効果があるかどうかについては何度も航海で試され、船医がこぞってレモンとオレンジのロブは予防にも治療にも役立たないという意見で一致しました」と回答した。他の条件がすべて同じだったとしても、麦芽汁は他の抗壊血病剤に比べて経費がかからず、準備が簡単で、貯蔵がきく点が優れていた。しかし、麦芽汁を抗壊血病剤に指定したことは何もしないよりも悪かった。間違った希望を与えて貴重な時間を無駄にしたからである。歴史学者ジェームズ・ワット卿は、仮の話であっても、クックが麦芽汁を保証したことは「大勢の船乗りを死なせた重大な過失」だったと結論を下した。プリングルが学者のプライドから、あるいは故意に目をつぶって麦芽汁を擁護するためにクックの記録をねじ曲げて当局の抗壊血病対策の決定に関与したのであれば、そのためにその後何年もどれだけ多くの人びとが壊血病で死んだことだろう。そして、麦芽汁が根拠のない幻想であることがもっと早く明らかになっていたとしたら世界の出来事は変わっていただろう。

＊　＊　＊

一七八〇年、ジョージ・ロドニー提督が意気揚々と大西洋を渡って西インド諸島艦隊に合流したとき、随行者の中に、海軍の抗壊血病対策の方針を転換し、数十年後に国家を絶体絶命から救うことになった男を同伴していた。もちろんロドニー卿は知る由もない。上流階級の出身で有力な親類縁者を持つギルバート・ブレーンは海軍の経験はなく、船医助手や船医としても船に乗ったことはなかった。航海の前年に知り合いを通じて提督の個人的な医師として同行したのである。ブレーンは世間から敬われる裕福なエアシャー家の出身だった。エディンバラ大学で医学と教養を学び、グラスゴー医科大学を卒業した。ロドニー卿がブレーンの社会的地位と人柄を見込んで、船が大西洋を渡りきる前に艦隊の医師に昇進させたのは前例のない稀なことだっただろう。航海の経験のない若者にとっては大抜擢だった。長年船で働いてきた船医より位が上になった。経験豊かな船医たちでもブレーンほど高い身分ではないので提督を動かすことはできなかった。この任命は深い意味をもつことになった。

海軍の医療の経験がなければ新しい任務に差し障りがあると考えたのだろう。ブレーンは数週間の航海中に水兵の健康に取り組む基礎となる医学書や報告書を読み漁っていた。抜擢は利害関係の結果だったがブレーンは新しい責任を真剣に受けとめた。上司に強い印象を与えることに抜け目がなかったブレーンは、いちばんのチャンスは海外にいる間に注目される業績を上げることだと考えた。偶々熱心に読んだ医学書の著者はジェームズ・リンドだった。クックの航海における船医の報告書や医学的資料も熟読した。ブレーンは後に船乗りの健康に関する重要な資料として両者を挙げている。他の論文も読んでいただろう。海軍本部が麦芽汁を採用していたのでマクブライドの『実験試論』も読んだはずだが良くも悪くも言及したことはない。

かなり後年になってからのブレーンの肖像画が一枚だけあるが、この絵には彼が自信に溢れ、社会的地位を確立していたことがよく現れている。あっさりした地味な服をきちんと着用している。広い額に前髪が無造作にかかり、髪の毛は深く理知的な目より下のあごまでかかっている。固く結んだ口はやや曲がり、傲慢さが現れている。ほお骨は高く、わし鼻で、下あごは心持ち割れ、きつそうな顔つきである。過去も将来の見通しも安泰に見える。つまり、大事を成し遂げ、それを自覚し、当然の栄誉を受ける人間である。ブレーンは自分より身分が低い者には冷淡だったので、陰では「霜焼け《チルブレイン》」と呼ばれた。

経験のない貴族の青年が経験豊富な船医より上の位に就き、乗組員の健康に関する方針を決めることに艦隊の中では妬みがあったにちがいない。ブレーンは管理能力にも長けた内科医で学者だったが、身分が下の船医にとっては苛立たしい人物だった。ブレーンはそういう船医たちを無能で不適格であるとしてクビにした。彼は自分の社会的地位の高さをはっきり自覚し、下の人間を見下し、上にはへつらった。科学論文にさえ有力者と知り合いであることを分からせるために著名人の名をひけらかした。ロドニー提督のことは「友人であり保護者」であるとし、しばしば提督の「愛国心と忠誠心をもつ独特の暖かさ」について触れて持ち上げた。医学論文でも場違いな貴族たちとの親しい関係に言及し「チャールズ・ダグラス卿と私が……フランス国旗が引き下ろされるのを見たとき嬉しさの余り互いに腕を広げて抱き合った」と挿入した。しかし、ロドニー提督の支援活動にはむろん従わなければならなかった。幸い提督の助言はしっかりした根拠があり確かな観察と調査に基づくものだった。

ブレーンは現状を把握し始めた。「ロープ、角材、スパー、*弾薬、銃などあらゆる備品を使えるように管理しておくには大変な労力がいることが分かった。だが、そういうものは武器として欠かせない貴重品かもしれないが、同様に人間の手も貴重なことは言うまでもない。しかし……この任務に関しては、生命のない戦争資財と同じくらい慎重に配慮して研究されてきたようには見えない」と記した。水兵の健康状態は劣悪だった。ブレーンは現状を改善できると直感しただけでなく、艦隊の戦力の可能性を知り、数の上で劣勢のときや同盟軍がいないときの勝算を高めるには水兵の健康状態の改善がどうしても必要と考えた。

西インド諸島に駐留する軍艦は二一隻、水兵は一万二〇〇〇人を超えており、アメリカ独立戦争中ここはフランス・スペイン連合艦隊とイギリス艦隊の戦いの舞台となっていた。連合艦隊はイギリス艦隊より若干規模が大きく、イギリス艦隊は、はるか北の一三の植民地が領域で、陸軍の支援や封鎖の任務にもついていた。最悪なのは水兵の状態だった。壊血病と熱病が蔓延して悲惨な状況にあったのは海峡艦隊だが、ブレーンは西インド諸島のイギリス人水兵の健康状態に驚いた。

ブレーンはまず、リンドやクックの奨励する衛生と食事に関する資料を自腹でかき集め軍医に配布するという行動に出た。彼はそれに『船員の健康を守るための最も効果的な手段について』という表題をつけ、船内を掃除して清潔を保つこと、病気の水兵を船から出して病院へ収容すること、さらに最も重要なこととして、柑橘類のジュースと麦芽汁を毎日食事に補給することを奨めた。ブレーンは、クックが麦芽汁を選んだのに対し、リンドはレモンとオレンジの果汁や濃縮果汁を勧めたことを客観的、中立的に観察し、それならば両方とも採用すべきだと結論した。政治力と影響力の現実にうまく対応できる人物であることを示している。

ブレーンは手始めに全艦隊の統計を集めることにした。船ごとに水兵の健康状態を「病人、死者、水兵以外の集団に関する状況」の内訳をつけて毎月報告するよう要請した。海軍本部は、病気がどれほど戦力を消耗するか、病気の発生率が季節によって変わるかについて正確な実態を初めて把握した。熱病はハリケーンの季節に多発し、壊血病の発生率は冬の終わりから春の初めに二倍に上昇し、新鮮な食べ物が摂取しやすくなる六月頃には下火になった。着任当初、艦隊の死亡率は七人に一人という信じられないほどの高さで、壊血病は他のすべての病気を合わせたよりはるかに多かった。ブレーンの西インド諸島での一年目には、水兵一万二〇一九名のうち一年間の病死者は一五一八名で、戦闘で死亡した者は六〇名に過ぎなかった。ブレーンに言わせれば「海軍の食糧」を数カ月も食べ続けたことが原因で生じた兵力の損失は驚くべきものだった。ブレーンはまた、かなり前にリンドが初めて行った観察を繰り返した。「単調な海の生活が続くと、怠惰になって鬱《ふさ》ぎ込み、壊血病の症状が急激に進行して悪化する傾向がある」と記した。

＊帆柱、帆げたなどの円材

西インド諸島で一〇カ月過ごした後、ブレーンはロドニー提督とともに一時帰国した。ブレーンの最初の結論は「水兵の健康と生命の維持のためにできることは想像以上にあり、人道上だけでなく政策に資する義務でもある」というものだった。冷淡なところはあるが、ブレーンは確かに水兵の命を尊重し、水兵を救うために管理と医学の両面から改善に努めた。彼はまた、人道的理由からだけでなく戦術強化のためにも人命を重視すべきことを指摘した。兵士は犠牲にしてもいい下層階級のくずとしてではなく、限りある資源として扱われるべきであると提言した。「海の男をつくるためには幼少期から習慣的に職業的訓練を実施するなど一種の教育が必要である。だから、イギリス人水兵が減少して底をつけば、いくら公費が潤沢でも取り戻せない損失である。健康で働ける十分な戦力がなければ金があっても防衛に役立たないからだ。健康で働ける戦力こそ国家の資源であり真の意味で戦争の軍資金である」。

ブレーンは本国で水兵の健康を改善するための理由と論拠の概要を記した短い請願書を海軍本部に提出する準備に余念がなかった。請願書の中で「壊血病は船乗りが罹る主な病気の一つだが、この病気は野菜、とくにオレンジ、レモンあるいはライムなどの果物の摂取で必ず予防や治療が可能である……強制徴募に二倍もの費用をかけて苦労するよりも、レモンなど果物や野菜を調達することで多くの人命が救えるものと確信する……各人が五〇個のレモンかオレンジを持って船に乗り込めば、健康と生命を救うことができる」と指摘した。しかし、柑橘類のロブを公式に支給してほしいとの要望に対して、海軍本部はクックの二回目の航海に同行した船医の報告により無効が証明されたとして要望を却下した。また当局から支給された主な抗壊血病剤、すなわち麦芽汁について「効果はほとんどなく、船医も効果を否定した」と付記していた。ブレーンは麦芽汁の使用を取りやめた。

ブレーンはリンドの著書で述べられていた海軍の衛生状態について「人間が密集し、汚く、さまざまな病気が混じり合っていることが病院で死ぬ最大の原因である」と現状を述べ、改善を求めた。ブレーンは社会的地位が高かったので反撃を恐れずに率直に発言できた。「一年間で、肢体不自由者三五〇人を除く一万二〇一九人中、病気による死者は一五一八人である。船乗りの病死は甚だしい浪費であり軍艦三隻分の人員に相当する」とブレーンは勧告した。新鮮な食糧やレモンを奨め、船内の衛生状態を改善すべきとの提言は説得力があったが、海軍本部の幹部はほとんど反応を示さなかった。戦争のことに気を取られて食事内容、健康、衛生などを考える余裕がなく、ブレーンの請願書に即した方針転換は見られなかった。

本部は全体的に提言に対して腰が重かったが、ブレーンはロドニー提督の後押しと保護の下に西インド諸島艦隊全体で思い通り行動することができた。ロドニー卿はブレーンを年下の船医と軽んずることなく、社会的身分が等しい仲間として信頼し敬意を払った。ブレーンは提督にメモを書き送るのではなく、提督の旗艦で夕食を共にし、あるいは豪華な船室の舷窓で支援を求めて要望をはっきり伝えた。他の船医たちは問題点を共有していたとしても声を上げるには今ひとつ気が引けただろうし、個人的に問題を切り出す機会そのものがなかった。ブレーンの改革はたちまち目に見える成果を上げ、ロドニー提督は戦争末期の数年間を通じてブレーンをしっかり支えた。

一七八三年に戦争が終結したとき、ブレーンが医療面を管理する軍艦の死傷者の数は、本人の計算では七人に一人から二〇人に一人に減少した。ロドニー提督は西インド諸島艦隊に対するブレーンの功績について「イギリス艦隊は、常時戦闘に出て疲れ切っていたのに、つねに敵軍を攻撃して撃破する態勢にあったのはブレーンの知識と努力の賜物だった」という書簡をしたためた。一七八二年四月一二日、セインツの海戦でイギリスがフランスに大勝したのは、西インド諸島艦隊の船乗りのほとんどが頗《すこぶ》る健康だったためだ。

セントルシア付近の海域では、ロドニー提督が指揮する軍艦三六隻の艦隊は「同程度の規模」のフランス艦隊を追跡していた。この艦隊が一二隻のスペイン艦隊と合流してジャマイカを侵攻する前に交戦しようとした。三三隻のフランス艦隊を指揮するのはフランソワ・ジョゼフ・ポール・ド・グラス提督だった。前年、ド・グラス率いるフランス軍はヨークタウンでワシントン率いる植民地軍を海軍力で支援しイギリスに圧勝していた。イギリス軍艦は三本マストで、重い艦砲は下の甲板にあり優勢だったが、フランス艦隊には四三九三ポンド（約二トン）ある鉄の舷側砲*があった。風向きが一定せず、航海術が劣ったためにフランス艦隊の戦列に綻びができ、ロドニー提督は旗艦にそこを突けと命じ、他の軍艦も旗艦にならって綻びができるとそこに突入した。前例のない作戦行動だった。フランスの戦列を通り抜け、ほとんど応戦されることなく左右から砲撃できた。

イギリスの勝因には速くて正確な射撃砲、厳格な規律、多少の幸運などいろいろ考えられるが、水兵の健康状態が効を奏したことは明らかである。西インド諸島艦隊の船員と水兵の総数二万一六〇八人のうち、壊血病は二、三〇〇人程度、約一〇〇〇人が熱病、約七〇〇人は下痢（赤痢）だった。戦闘後の数週間に壊血病は徐々に増えたが土地のライムを使うなどブレーンの壊血病対策は大きな成果を挙げた。「今月（四月）はそれ以前の一二カ月のどの月よりも病気になる者の数も、死者の数も少なかった……二隻を除く全船の水兵の健康状態は良く、士官の配置は抜かりなく、備品や食糧も十分備わり態勢が整っていた。これにやる気、自信、不屈の闘志が加わって大勝利を導いた」。もし前年に壊血病などの病気の発生を減らしておかなかったら、フランス艦隊の戦列をくぐり抜けて両側から舷側砲を撃ち込めなかっただろう――時宜を得た航海術を駆使して砲弾を浴びせる力を持たなかっただろう。イギリス艦隊とフランス艦隊の状況は正反対だった。ブレーンは戦闘後に船の状態と健康について調べたのである。フランス艦隊はイギリスの舷側砲に破壊され、深刻な損害を被っていた。甲板にはマストの破片やら、引き裂かれた帆、絡み合った索具、ずたずたになった人体などが散らばっていた。死傷者は夥しい数にのぼった。ド・グラスの旗艦ヴィル・ド・パリ号の死者は四〇〇人、負傷者七〇〇人だった。戦闘による損害のほかにもフランスの軍艦の衛生状態はあきれるほどひどかった。「艦内の規律や内部の清潔度はイギリスよりはるかに劣っていた。甲板は一度も洗ったことがなく、清潔と秩序の観点からは大きな欠点があった……下甲板には

＊軍艦の片側だけに配置された艦砲のこと

汚水の出口としての排水溝さえなかった……パイプがその替わりをし、甲板から船の横を通って船倉まで通っている。だから、船倉が流しになり、ひどい悪臭を放つ汚いもの……人間の血、ばらばらになった手足、それに人体まるごとまでもが最下甲板、または船倉へ投げ捨てられ、腐敗するがままである……だから、底荷や船倉内にあるものがかき混ぜられると、悪臭が漏れ出し、目に見えて病気が増えた」とブレーンは記した。水兵の間に壊血病と熱病が蔓延してフランス艦隊の戦力を削いだ（戦いの後イギリスの乗組員にも感染した）。「フランス軍は戦闘開始からイギリス軍よりはるかに病人が多かった。今世紀の戦争はみなそうだった」とブレーンはさらりと述べる。イギリスの乗組員の健康状態がフランス並みに悪かったら、あるいは、フランスの乗組員の状態がイギリスと同じくらい良かったら戦いの結果は違っていただろう。

セインツの海戦はイギリスの大勝利に終わった。この戦いがアメリカ植民地との戦争の結果に影響を及ぼすことはなかったが、翌年の和平会議でイギリスはカリブ海の植民地を守った。この勝利は間違いなくブレーンが戦闘の何カ月も前から全艦隊の健康状態を改善した結果だった。

＊　＊　＊

その年、ジョン・プリングルは六九歳で死去した。死の数年前の一七七八年に王立協会会長を退いていた。プリングル卿の王立協会からの辞任と死去によって、ブレーンに有効な抗壊血病剤を求めて行動に出る道が開かれた。野焼きで森が蘇るのと同じで、社会制度に存在する固定観念を懐柔することが必要である。ブレーンは、体制をかき乱すことも、頑迷なプライドを傷つける心配もなく、また、大物に逆らって前途を台無しにする心配もなく方針転換を押し進めることができた。プリングルの死とともに麦芽汁への支持も失われた。

一七八三年九月三日、アメリカ独立戦争は終結した。戦いが長引いたらもっと多くの水兵が命を落としたことだろう。戦争状態が消滅し、パリ平和条約が成立したことで、壊血病の治療も必要がなくなった。ブレーンがイギリス海軍全体に改革の実行を押し進めようとする前だった。アメリカ独立戦争後、壊血病は死活的に重要な問題ではなくなり危機は去った。壊血病はその後も途切れることなく発生したが、艦隊の航海はそれほど長期にはならず、軍事目的や国家の安全を損わずに水兵の苦労軽減のために入港することができた。平和になると壊血病の解決への関心が薄れ気味になった。差し迫った危機がなくなったため壊血病はまたも遠ざけられ、個々の船乗りが犠牲となった。ブレーンは海軍を退き、収入の良い診療所の医師になった。

一七八〇年代にはブレーンはロンドンの聖トマス病院の医師になり、イギリス皇太子やクラレンス公爵はじめ有名な富裕層の専属医となった。一七八六年に結婚し、ロンドンのサックビル通りの邸宅で息子六人、娘三人に恵まれて暮らした。この時期、彼は有名な『海上生活者の疾病に関する観察』の執筆に集中し、本の中でリンドが数十年前に書いたことを、形を変えて繰り返した。初めに考えたのはリンドであると丁重に明かしている。「医療にしても、食事療法にしても、壊血病に

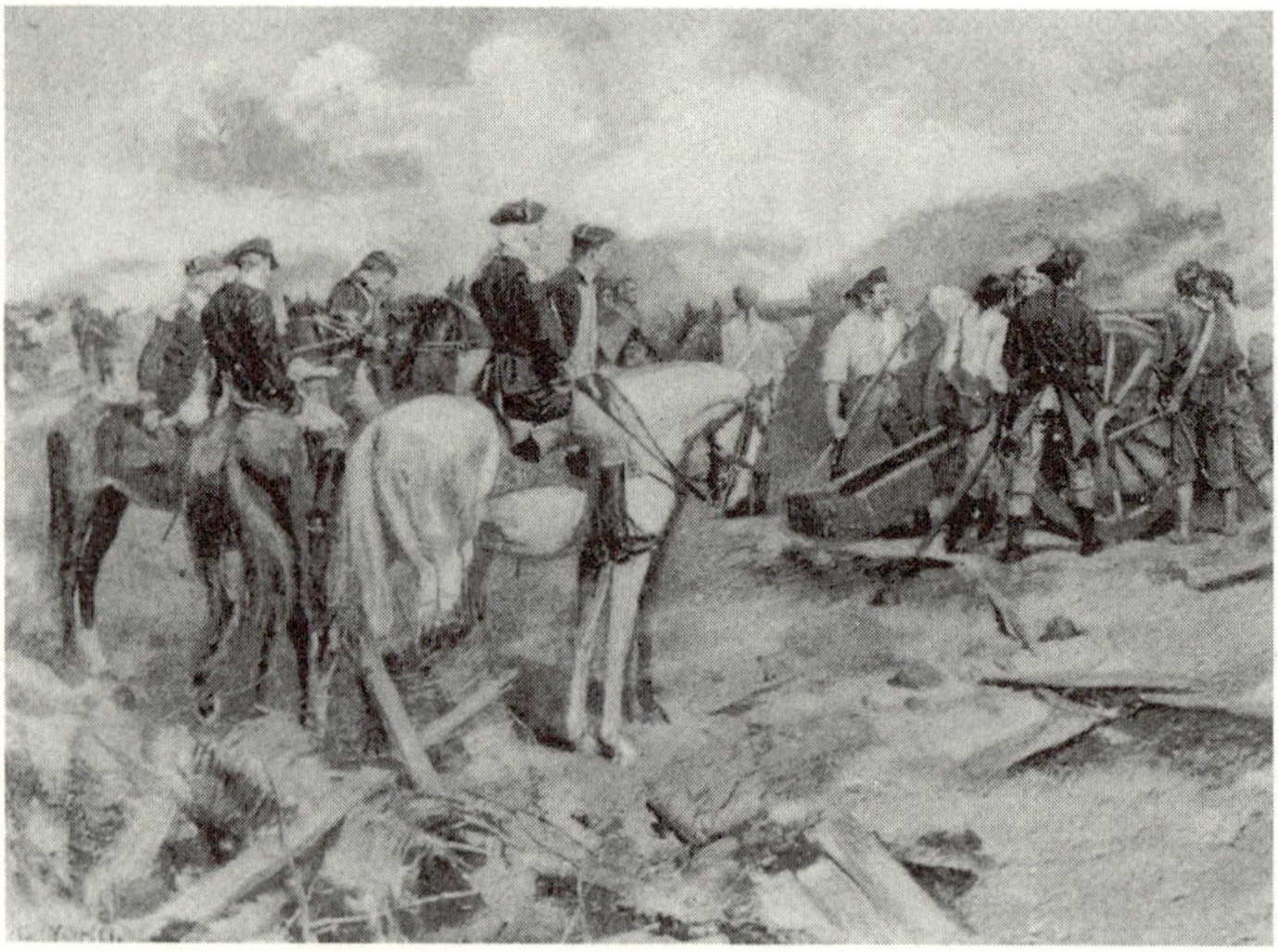

1781年、ヨークタウンの戦いでイギリスはジョージ・ワシントン将軍に降伏し、アメリカ植民地の独立を約束した。壊血病のためにイギリス海軍の戦力が低下しなかったら、結果は違っていたかもしれない。

関連するものの中でレモンとオレンジは最も効果がある。特効薬に価するものがあるとすれば、レモンやオレンジがまさにそれである。リンド博士はそれを最初に確かめ、光を当てたのである」と記した。

ブレーンは出世欲がいくらか強いが、優しく謙虚な人物であり、海軍を退いてゆとりある診療所の医師になってからも船乗りの生活条件の改善に尽力することを忘れなかった。ブレーンはまた、その性格から一八世紀の医師として謙虚さを示した。壊血病に対する柑橘類の果汁の威力についての議論の途中で、ブレーンは「その力は何によるのか、どう効果を発揮するのかについて私は分かりかねている。この病気の本質と治療に関するどの学説にも満足しかねるものがある」と述べた。プライドより好奇心を優先させる気持ちは一九世紀になってさらに一般化することになるのだが、それは医学と科学に対する近代的な、臨床的な取り組みの始まりだった。この態度が荷車の前に馬をしっかり固定した。つまり、結論の前に事実を据えたのである——何百年間もそれが逆になっていた。

＊　＊　＊

一七九三年、フランス絶対王政に反発する血なまぐさい革命が四年目に入ったこの年、フランスはイギリスに宣戦布告した。フランス革命が始まると壊血病の治療の必要が復活し、一七九三年にブレーンは海軍幹部だった友人のアラン・ガードナー卿に西インド諸島への航海にはレモン果汁を積み込むように助言した。航海中はブレーンの指示どおり船員に果汁を規則的に与えた。すなわち、毎日レモン果汁三分の二オンス（約一九グラム）に砂糖二オンスを加えて酒《グロッグ》に入れた。七四ミリ砲を搭載した軍艦サフォーク号は「航海に出て全く寄港せずに二三週と一日目を迎えた……一人の死者も出ていなかった」。壊血病は出たが、レモン果汁を増やして速やかに抑えられた。

一七九五年、ブレーンは疾病傷害局の委員に任命された。サフォーク号上のテストの結果を駆使するとともに、自らの名声、社会的地位、海軍幹部との親しい関係を利用して海軍の全船で一日の食糧にレモン果汁を支給するよう説得した。同年三月五日、リンドの死去から一年後、彼がイギリス海峡のソールズベリー号で実験を行ってから四八年後にブレーンがそれを成し遂げた。一日分のレモン果汁の支給量はサフォーク号の分量より少し増えて四分の三オンス（約二一グラム）になった。「壊血病に対するその威力（レモン果汁）は効果ありとされる他の治療剤とは比べものにならない」とブレーンは記した。彼の偉大な業績は果汁を毎日の予防薬としたことだった。ブレーンは壊血病が現れてから「治療する」のではなく、人体で消費された分のアスコルビン酸を補給する必要があることを理解していた。

しかしながら、海軍に優れた抗壊血病剤、とくにレモン果汁やロブを勧めたのはブレーン一人ではなかったことを軍医たちのために一言記しておきたい。一七九〇年代になってトマス・トロッター、フレデリック・トンプソン、ウィリアム・ノースコート、そしてレオナード・ギレスピーなどもよく似た解決法を提唱したが、この人たちは社会的地位が低く海軍上層部のお歴々とは会見できなかった。そこで手紙で訴えた。秘書が開封して目を通したのだろうが、ごく一般的な返事を返したのだろう。広く知られながら正しく評価されていなかった考えについて、ブレーンだけが栄誉を独り占めしたことに、海軍の多くの医師たちが快く思わなかったことは確かである。

ブレーンは一八〇二年まで疾病傷害局にいたが、その年に辞めて診療所の経営にもどった。疾病傷害局にいたとき、船に石けんを支給し、船医に無料で医薬品を支給したりもした（以前、船医は乏しい給料の中から自分で医薬品を持ち込むことになっていたため、船には十分な医薬品がなかった）。一八一二年、ブレーンは准男爵になった。海軍の医局の組織改善や、船医の仕事の重要性に対する認識を高めた業績、そして、人的繋がりがあってのことだった。ブレーンは自分が行った改革が国家の繁栄と安寧に意義のある影響を及ぼしたことを自覚していたので、平然と褒章を受けたにちがいない。生涯を通じて海軍の衛生状態の改善策について、あるいは熱病予防について講演を行い、執筆活動を続け、また、天然痘などの病気根絶のため種痘や予防接種の義務化に賛同した。一八二九年、ブレーンはイギリス海軍医務官に与えられる褒章を創設した。一八三二年にブレーンの妻がコレラで死去し、二年後の一八三四年六月二六日に彼はロンドンで亡くなった。享年八五歳だった。

以来、ブレーンは海軍における医学の父として知られているが、実は科学者であるよりは社会改革者だった。ブレーンは予防医学、ないし社会医学に関心を寄せた人だった。人体や内臓の働き、病気の原因の特定ではなく、ましてや医学理論でもなく、社会構造を改め、衛生状態、検疫、ワクチン接種、食事療法、生活環境などの改善によって病気の予防に資する役割に関心を持っていた。イギリス海軍における実践的な壊血病の治療は医学と同様に社会政策にもぴたりと当てはまった。軍事上の必要からだったが、洞察力をもつ一握りの人間にあっては個人の生活環境の改善全般は、国家にとって大きな価値があることが次第に明らかになったことも意味があった。それはリンドがすでに一七五〇年代に主張し、クックがごく小規模ながら航海で実践したことだった。

一五〇年後、軍医で副提督のシェルドン・F・ダッドリー卿は復刊されたリンドの『論集』第二版の小論に「ブレーンを批判して俗物と非難する必要はない。彼が追従と迎合によって時の権力におもねったとしても、それはそれで仕方がない。当時はすべてが誰かの保護に左右された時代だったし、ブレーンがロドニー提督や海軍上層部に好かれなければ、リンドの勧告が認められ、実行されるにはさらに四〇年以上待たなければならなかっただろう」と記した。一七九五年に国家の安全保障に対する脅威と戦うため再び海軍が動員されたとき、数年間だが数え切れない人命が救われた――フランスにおけるナポレオンの台頭である。

第九章

大陸封鎖

——壊血病の撲滅とナポレオン

一八〇五年一〇月二一日、晴れたが風の強い朝だった。この日、水夫や水兵が大勢乗り込み、黒い鉄製の二四ポンド砲と三二ポンド砲の一〇〇門余が砲門を突き出し巨大な城にみえるイギリス艦隊の軍艦二七隻は、スペイン南岸カディス近くのトラファルガー岬の沖合で、同じく押しも押されもしないフランス・スペイン連合艦隊三三隻に迫っていた。連合艦隊を指揮するのはピエール・ビルヌーブ提督、イギリス艦隊の指揮を執るのは名高いホレーショ・ネルソン提督だった。ネルソン提督は合図係の少尉に対し帆桁*に上がって各艦の百戦錬磨の司令官に最後の通告をするよう命令した。少尉は緊張を張《みなぎ》らせてビクトリー号の後甲板からZ旗で「各員一層奮励努力せよ」の合図を出した。イギリス兵には一〇年以上もフランスと戦った歴戦の強者が多く、海戦を経験していてこれから始まることを心得ていた。何層ものオーク材の船体が旋回する鉄の玉で砕け散るのである。甲板はぶどう弾を浴び、熱した砲弾が砲兵たちのそばで炸裂し爆発する。至るところに弾が撃ち込まれ、砕け散った壁やマストの破片が榴散弾のように体に突き刺さった。混乱と殺戮の恐怖の後には負傷者の泣き声、呻き声が響き渡った。艦隊が近づくと水兵が血のりで滑らないように甲板に砂が

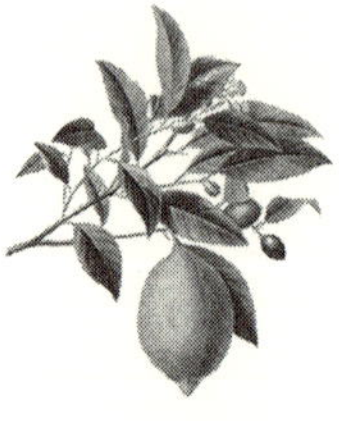

まかれて、戦闘のために遮断壁や士官室の壁が取り壊された。交戦中の水兵への落下物を避けるため破片よけの網を吊し、射撃の名手は索具に身を伏せた。

ネルソン提督は戦力を二分した。旗艦ビクトリー号と第一等戦列艦ロイヤル・ソブリン号は各々ビルヌーブの戦列に向かって九〇度の角度で戦艦を従えて進み、両側から挟撃してフランス艦隊の前衛の孤立を狙った。当時の海戦の常識（戦列は互いに平行に進み、通過時に砲撃し合う）に反する戦略だったが、二三年前のセインツの戦いでもあり、また、ネルソンのナイルの戦いやセントビンセントの戦いでも非常に有効なことが証明されている。先頭の船は舷側砲を五、六発浴びても反撃まで持ち堪えなくてはならないが、一発目の舷側砲を発砲すれば敵船の船尾をかき乱せる。いったん戦列を破ればあとはイギリス軍の砲術と航海術の優位性を信頼していた。

ロイヤル・ソブリン号がフランス艦隊の戦列を断つように進むと一発目の舷側砲が火を吹いた。お返しにロイヤル・ソブリン号がサンタ・アナ号の船尾に機銃掃射を浴びせつつ大爆破を加えて、サンタ・アナ号の水兵四〇〇人が死傷し、大砲二〇門が振り落とされた。ビクトリー号もフランスの戦列に斬り込んで死者五〇人、負傷者三〇人を出し、舳先に大きな損傷を負ったが、ビュサントール号の船尾に一発目の舷側砲を浴びせた。

イギリス艦隊がフランスの戦列を寸断した後、鼻をつく煙が立ち込め、耳をつんざく大砲の轟き

＊帆を張るために帆柱の横に渡した用材

や水兵の叫びが響き渡る中で船同士の激闘が始まった。蒸し風呂のような砲列甲板の上では全員が上半身裸だった。砲手達は汚れ切ったバンダナを頭に巻き付けて耳を塞ぎ、煙を上げる熱い大砲に必死に砲弾を詰め込んでいた。轟音とともに何百ポンドもの鉄の弾が発射されて床が揺れるたびに身をすくめた。白兵戦に持ち込んで船を乗っ取るため、男たちは剣を振り回して船から船へ飛び移り、砲門を這って通り抜けたり船縁によじ登り、垂れ下がった索具や壊れたマストにしがみついた。

激しい戦いが約五時間続いた後、数隻の船は大きく開いた穴から浸水して船体が揺らいでいた。マストと索具がもつれ合って掻き乱れていた。血でぐしょ濡れの甲板には遺体が散らばっていた。黒く渦巻く海にはかつて威容を誇った船の残骸や破片に混じってあちこちに遺体が浮いていた。巨大な船は燃えるままに、炎が空にゆらめき、油の燃えた黒煙が立ち込めていた。重傷を負い瀕死の男たちの呻き声は恐ろしい葬送歌となった。

＊　＊　＊

この重要な戦いの数カ月前、戦術の天才でコルシカ島生まれの小柄な将軍ナポレオン・ボナパルトが動いた。一七九三年にフランス革命政府とイギリスが開戦してから続く海の膠着状態を終わらせようとしたのである。当時イギリスは、一八一五年のワーテルローの戦いでナポレオンがイギリスとヨーロッパの連合軍に敗れるまで、同盟国を替えながら絶えず戦争状態にあった（一八〇二年

0 250 KM
0 250 MILES
N
BRITAIN
50°N
40°N
Atlantic Ocean
English Channel
Bay of Biscay
Texel
6
9
Sheerness
Plymouth
Portsmouth
Boulogne
Le Havre
37
Brest
21
EUROPE
Rochefort
5
Ferrol
9
Vigo
FRANCE
ITALY
11
Toulon
SPAIN
Cartagena
5
12
Cadiz
10
5
Mediterranean Sea
ナポレオン海軍の封鎖　1800年頃
5 イギリス海軍戦列艦のおよその数と巡航区域
10 港に投錨するフランス及び同盟国戦列艦のおよその数

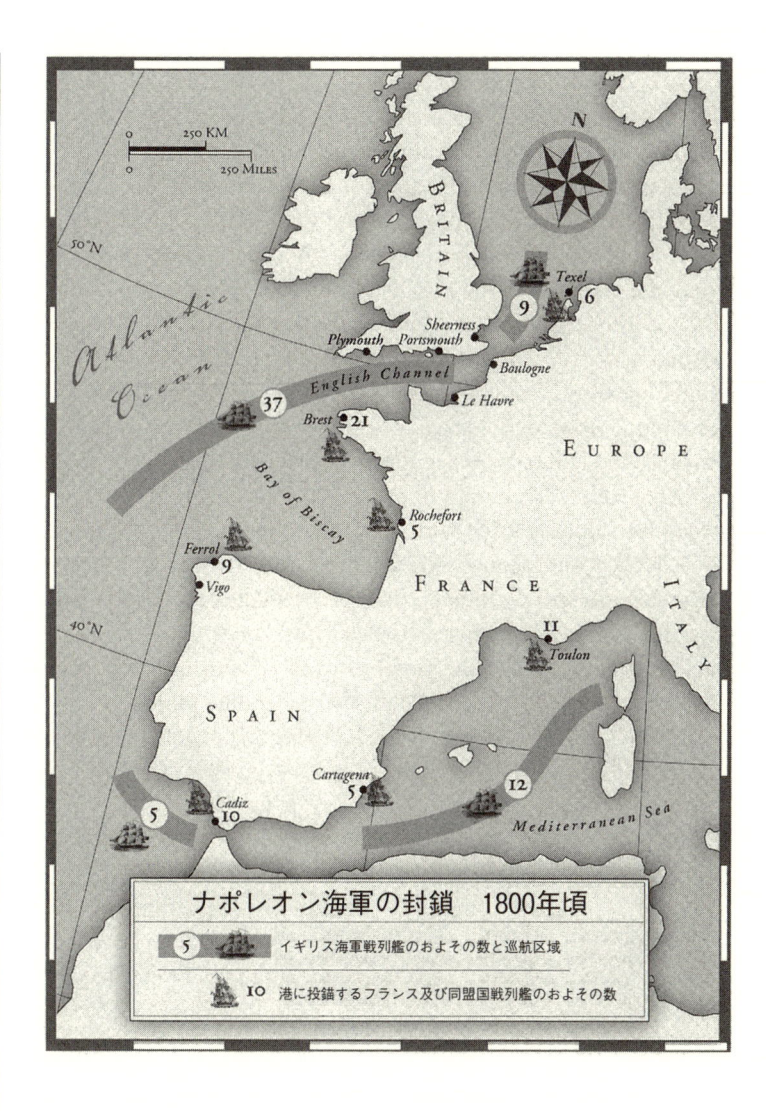

三月から一八〇三年五月までの短期の平和を除く)。ナポレオンは一七九〇年代に輝かしい軍事的勝利を挙げてフランス革命政府の中で際立つ存在になり、一七九九年には事実上の独裁者になった。最後には革命の理想である平等主義を捨てて一八〇四年に皇帝の座に就く。非情な野心家であるナポレオンは全ヨーロッパを支配下に置きたかったが、イギリスがいつまでも自由に資金、軍需品、ときには軍隊を送って反ナポレオン派を支援していては望みを成就できなかった。一七九七年、ナポレオンは「我が艦隊を結集しイギリスを破ることに全力を集中する。成功すれば全ヨーロッパはフランスの足下にひれ伏すだろう」と迫った。

陸上ではナポレオンは無敵だったが、海上ではイギリス艦隊が輸送と貿易の航路を制圧し、つねにフランスの港を監視していた。ナポレオンはフランス北部の海岸に平底の兵力輸送船二〇〇〇隻と兵力一三万人を集結させていたが、フランス軍に優るイギリス海峡艦隊がつねに睨みをきかせ脅威となっていたのでフランス軍は海峡を渡れなかった。海峡は数マイルしかなく、晴れれば、航海用の船でなくとも一日かからなかった。渡るとなれば海峡を支配して難なく渡り切る自信があった。フランス軍は総数ではイギリス軍を上回り、戦いの経験も多かった。イギリスに上陸すれば勝利は確実だった。しかし、膨大なフランス海軍とスペイン同盟軍の船は海峡にあるテクセルから地中海のトゥーロンまでに及ぶヨーロッパ西部のあちこちの港に避難していた。大陸封鎖はフランスやスペインの船の港への出入りをすべて妨げて、ヨーロッパ大陸の貿易を妨害する(イギリスもフランスも無数の私掠船に対して敵国の商船の略奪を許可していた)ことを狙っていたのではなく、各港で小艦隊を結成しているフランスの戦艦を封じ込め、力に勝るイギリス艦隊と戦うのでなければ結集させない戦略だった。五〇年前の七年戦争ではまずまず成功したものの封鎖は一種の賭けだった。一七九〇年代末に成功例はあったが、組織的な大侵攻を撃退できるかどうかは一八〇五年まで誰にも分からなかった。

大陸封鎖はトラファルガーの海戦まで一〇年続き、海戦後もさらに一〇年続いた。艦隊は一定区域の海岸を最長六カ月間往復巡航し、天気の良い日も悪い日も、春、夏、秋、そして冬の嵐の中でも敵の小艦隊に戦闘をしかけ、これを破って拿捕することが目的だった。速力の出るフリゲート、カッター型帆船、スループ型帆船が沖合に浮かぶ艦船と連絡しながら海岸付近を回航した。ときどき輸送船が新しいレモン果汁を艦隊に運んだ。地理的な位置のおかげでイギリスは西ヨーロッパの全海域を支配し各国の船に大西洋を渡らせなかった。嵐が海岸に打ちつける時期には卓越風*のためにフランス船とスペイン船は出港できなかった。

この種の作戦行動はただそこにとどまるだけで、船に押し込まれた何万人もの水兵にとっては単調であきるほど退屈な任務だった。一八世紀を通じて戦艦は大型化し運航に必要な人員もまた増えた。一七四〇年代のアンソンの旗艦センチュリオン号が大砲六〇門、水兵六〇〇人だったのに対し、六〇年後のトラファルガーの海戦時、ネルソンの旗艦ビクトリー号は大砲一〇〇門、水兵は九〇〇

*地域的、季節的に最も頻繁に現れる風向きの風

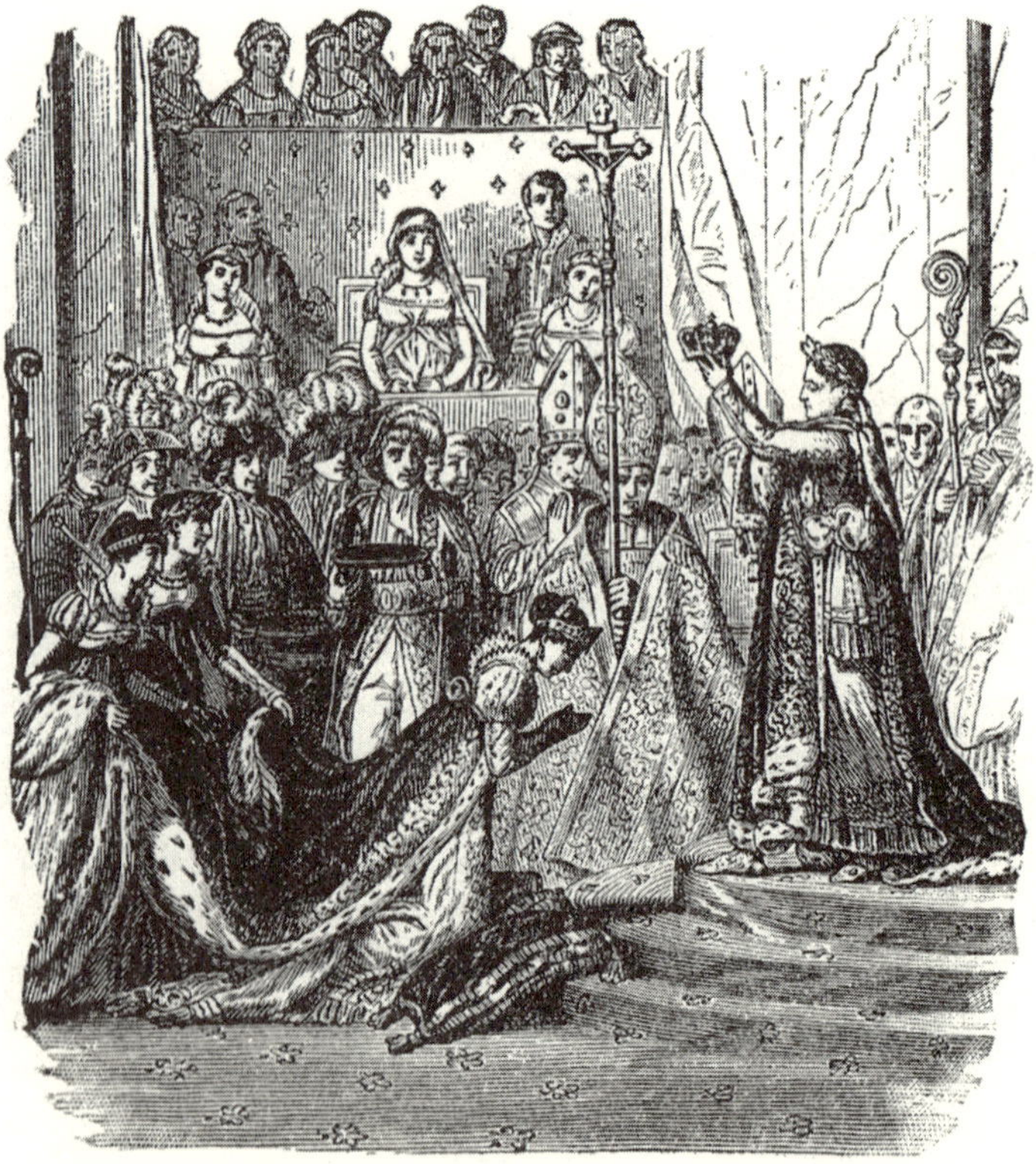

コルシカ島生まれの小柄な将軍ナポレオン・ボナパルト（1769〜1821年）は軍事の天才であり、1790年代末にフランスで権力を掌握した。最後にはフランス革命の平等主義の理想を蔑ろにして1804年に皇帝の座に就いた。

人を超えた。何カ月も海上にいる必要から船は大型化し、乗組員の数が増加するほど効果的な食糧供給の重要度が飛躍的に増した。かつて船は夏季に戦い、冬季に船体の修理や食糧の補給を行ったもので、ブレーンが一七八〇年に西インド諸島に航海したときもそうだった。しかし、フランス革命とナポレオンの時代には一年中封鎖を続行する任務に就いていた。

一八〇五年以前は封鎖によって小規模の侵攻を何度も食い止めた。一七九六年一二月、水兵一万三〇〇〇人を乗せたフランスの軍艦一七隻がアイルランドのバントリー湾沖を巡航したが上陸しなかった。アイルランドの革命派の蜂起を待っていたが、規模に勝る海峡艦隊の報復を恐れて上陸をあきらめた。一七九八年、アイルランド反乱の後、フランス兵一二〇〇人がバントリー湾から上陸したが敗退し、海からの増援部隊はイギリス海軍に封鎖された。一七九七年にはフランス軍の小部隊がウェールズの海岸に上陸したが、すぐに敗退した。一七九七年一〇月、ナポレオンは海峡を渡るために平底の兵力輸送船の建造を命じた。侵攻は現実味を帯び、長年母国の防衛に苦労するイギリス海軍の水兵たちがこれまでにないほど動員された。

一八〇五年までナポレオンの侵攻軍は二年間フランス北部に駐屯していたが、同年三月ナポレオンは各艦隊を結集して戦力を高めイギリス海峡を渡る海路を確保しようと命令を下した。トゥーロンのビルヌーブ提督には、地中海艦隊の封鎖を回避して西のカディスへ航行し、イギリスの小戦隊を蹴散らしてスペイン船を解放した後、ただちにマルティニク島*へ向かい大西洋の航行を可能にせ

*西インド諸島の島で、フランス海外県を成す。ナポレオンの妻ジョゼフィーヌの生地

よと命令を下した。オノーレ＝ジョゼフ・ガントーム提督は海峡艦隊を逃れてブレストから出撃することになり、スペイン北部のフェロル港まで南下し、ここで封鎖されていた艦隊を解放してから集合地マルティニク島へ向かった。エドゥアルド・トマス・ミシッシー提督はロシュフォールから艦隊を集合地へ率いた。計画通りに行けばナポレオン大艦隊は軍艦八〇隻、フリゲート一二隻以上となる。ナポレオンは、まず大西洋を横断して西インド諸島のイギリス船舶に損害を与えようと目論んだが、最も重要なのはイギリス艦隊を混乱させて真の意図を隠すのが狙いであった。大艦隊はその後、大西洋を逆にイギリス海峡まで巡航し、蓄えた力で海峡艦隊を壊滅し、陸軍のためにイギリス海峡を占領するつもりだった。ナポレオン軍の船の多くが確実にイギリスの封鎖から逃れられれば戦略的には妥当な計画だった。

ガントームの軍艦二一隻はブレストから移動するたびに戦力に勝るイギリス軍とぶつかり、フェロル港の軍艦九隻を解放できず、マルティニク島へ航行できなかった。ミシッシー提督の艦隊は無事大西洋を横断してマルティニク島へついたが、五月に集合できず、他の艦隊の到着を待ちわびてロシュフォールへ戻った。ビルヌーブ一行は地中海艦隊をかわし、カディスでスペイン艦隊を解放してマルティニク島へ向かったが、すでにミシッシーはロシュフォールへ戻った後だった。ビルヌーブはそこで新たな命令を受けた。西インド諸島のイギリス船を一カ月にわたり襲撃してからフェロル、次いでブレストのスペイン船の解放に向かい、侵攻計画を続行せよとの命令だった。ところが、六月になってネルソン率いる地中海艦隊が大西洋を西に航行する彼を追尾していることを知った。ビルヌーブはまずエジプト付近でネルソンを捜した後、すぐに出発して再びネルソン一行をかわしたかった。ビルヌーブの一カ月に及ぶヨーロッパへの航海は嵐、壊血病、熱病で一〇〇〇人もの水兵が死に、何千人もが衰弱するという悲惨な結果となった。七月二二日、厚い霧に覆われるフェロル付近でビルヌーブはロバート・カウダー指揮下のイギリス戦艦一五隻と遭遇する。ビルヌーブの艦隊は船も船員も傷ついていたため戦闘で混乱し二隻を失った後、近くのビゴ湾に逃げ込んで、態勢を立て直し、船を修理した。当初の計画通りでは危険と考えられた。すべてのイギリス艦隊が侵攻計画を把握して海峡の入口で待ち構えているはずだからである。ビルヌーブはカディスへ向かうことにし、八月二二日に到着した――トゥーロンを出港してから四カ月半をほぼ海上で過ごした。

九月二八日、ナポレオンはビルヌーブに対し、ナポリ軍の輸送を支援するため軍艦三三隻とともに地中海へ戻るよう命じた。それをネルソン提督率いる軍艦二七隻が沖合で待ち構え、一〇月二一日にトラファルガー岬で衝突した。夕刻にはフランス・スペイン連合艦隊の一九隻が破壊され、またほ、旗を降ろして降伏した。他の船には火をかけられ、数日後にはさらに数隻が破壊された。残る連合艦隊の船はカディスに引き返し、イギリスが勝利した。だが、その勝利の喜びは深い喪失感によって薄らいだ。午後四時半、歴史上比類なき勝利を遂げた偉大なネルソン提督は狙撃兵に胸を撃たれた。ネルソンは汗と血にまみれた最下甲板の後部奥の崩れかけた薄暗い部屋で息を引き取った。間際に喘ぎながら「義務を果たせてよかった」と言ったと伝えられる。

トラファルガーの海戦はネルソン提督の最大の勝利だった。死傷者は膨大な数にのぼった。イギリス側の死者四四八人、負傷者一二四一人、連合艦隊の死者四四〇八人、負傷者二五四五人だった。さらに連合艦隊の一万四〇〇〇人が捕虜となった。激しい戦闘の翌日は、海に白波が立ち荒れ模様だった。大嵐に見舞われた――血なまぐさい殺戮にふさわしい自然の猛威だった。海から暗雲が湧き上がり、風が索具に当たって音を上げ、海面は盛り上がり、船は岩だらけの海辺に打ちつけられた。多くの船がすでに壊滅状態だった。マストが折れ、索具は絡み合い、帆は引き裂かれ、船体の穴から水が溢れていた――嵐を乗り切るのに適した状態ではない。加えて、死傷者や捕虜が多く船は人手不足だった。嵐は数日間吹き荒れ、イギリス軍の士官たちは連合艦隊の拿捕艦船を引いているロープを切るよう命じた。捕獲された船は嵐の中に解き放たれた。船によっては負傷兵たちがずぶ濡れの船倉でもがき苦しんでいた。戦いと自然災害を逃れたナポレオンの船はほんの僅かしかなかった。トラファルガーの海戦でイギリスはナポレオン海軍の心臓をえぐった。壊血病の征圧はイギリスの大勝利に重要な役割を果たしたのである。

＊　＊　＊

トラファルガーの海戦でイギリスを勝利へ導いた司令官の多くは、壊血病が交戦相手よりも恐ろしい強敵だった時期を忘れていなかった。ネルソン自身も一七八〇年に壊血病で死にかけた経験が

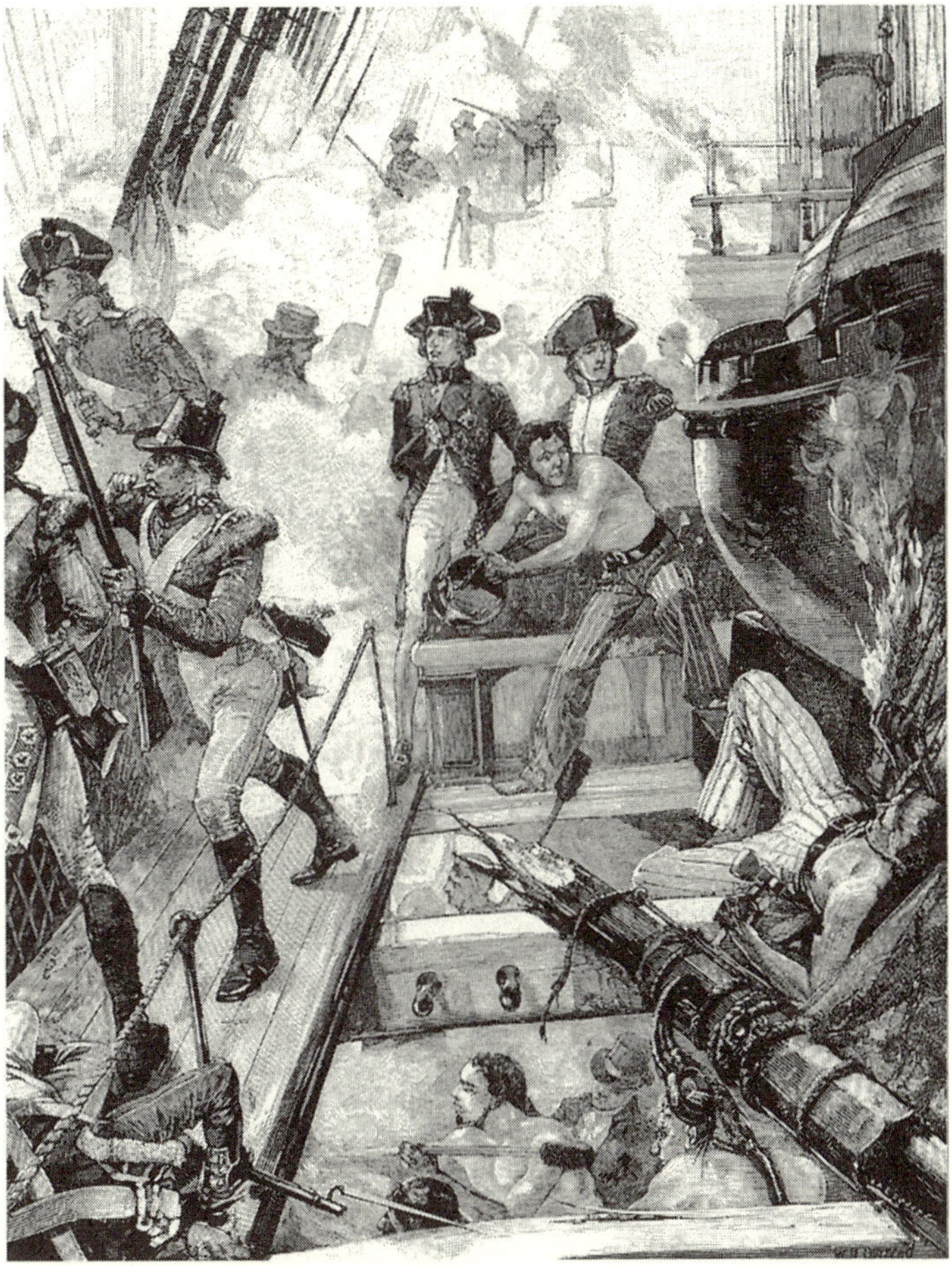

1805年10月21日、トラファルガーの海戦。イギリスはナポレオン海軍の心臓をえぐり、イギリス侵攻を妨害した。壊血病の克服が圧勝に重要な役割を果たした。

ある。二二歳のときで、アメリカ独立戦争中にその若さで大砲二八門を備えたフリゲート艦アルビマール号の艦長に抜擢された。護送の任務でケベックまで八週間航海した。壊血病が姿を現したとき、青年艦長と船員は衰弱し滅入っていた。皮膚に黒い斑点が現れ、歯茎が腫れて痛んだ。塩分の多い食糧しか食べず、死の危険が迫り、船は海に漂いかけた。だが、船がこの恐怖の惨事に倒れる寸前に、マサチューセッツのプリマスを出港したアメリカの小型船が現れて一行は奇跡的に窮地を救われた。アメリカの船長は惨状を見かねて生きたニワトリと生野菜を分け与えた。アルビマール号の面々はたちまち元気を取り戻し、セント・ローレンス川まで航海を続けた。ケベックの食べ物や気候が幸いして若い艦長は健康を取り戻したが、ここは二五〇〇年前にジャック・カルティエ一行が壊血病に罹った場所にごく近かった。ネルソンは父に手紙で「健康は何より大切です。美しいカナダを見て初めてそれを実感しました」と書いた。

ネルソンは海軍における輝かしい活躍の絶頂にあってトラファルガーの海戦で命を落とした。彼はイギリスで最も偉大な司令官であり、帆船時代における海の偉人の中で最も愛された国民的英雄である。ネルソンが快進撃を続けていた一七九〇年代末から一八〇〇年代初めにかけて壊血病はイギリス海軍にとって脅威ではなくなっていた。一七九五年にブレーンが壊血病の予防にレモン果汁を毎日支給するよう海軍を説得して以来、壊血病はほとんど現れず人に祟る幽霊くらいに降格していた。しかし、ネルソンといえども、いつかは発症するという意識がなかったら他の者たちと同様いつ死ぬかも知れなかった。若いときの壊血病の体験が常に頭にあり部下の健康には人一倍気をつけていた。それが強い戦力に結びつくことを知っていた。彼は軍から支給されるレモンとは別に自ら追加購入した。一八〇五年二月、トラファルガーの海戦に至るビルヌーブの追跡に出る一カ月前、軍から支給されたレモン果汁三万ガロン（約六五〇〇〇リットル）の補充として二万ガロン（約四四〇〇〇リットル）のレモンを地中海艦隊に注文させた。入港する時間はほとんどなく何カ月も航海していたのにトラファルガーの海戦でのイギリス水兵は壊血病と無縁だった。

この海戦はイギリスの大勝利に終わったが、一カ月前の八月二七日に封鎖戦略はすでに成果を上げていた。この時ナポレオンは艦隊の結集案が大失敗であることに気づき、フランス北部の侵攻軍にオーストリアへの引き揚げを命じたので、イギリスは制海権を温存しながら侵攻の脅威から逃れられた。大陸封鎖という見事な戦略はナポレオンからイギリスを守り、一〇年後にナポレオンを敗北へ追いやった。海軍史家アルフレッド・セイヤー・マハンは「第一帝政は遠い海上で嵐に打たれる艦隊を見たこともなかったが、それが第一帝政と世界支配の間に立ち塞がった」と記した。

ナポレオンはイギリスが一年中ずっと封鎖を続けるのは無理と考えていた。資源の面でも造船所にも相当な負担になる。水兵にもかなりの重圧を強い、イギリス海軍の船から壊血病が消えていなかったら耐えがたかっただろう。ナポレオン軍の防波堤となったのは封鎖だけだった。もし壊血病の水兵を病院に送り、港で水兵の回復を待って再度海へ出るということを続けていたら、艦隊は任務を果たせなかっただろう。一七八〇年八月、海上監視の任務中に壊血病で二四〇〇人が海軍病院に収容され、リンドがその処置に当たる事件が発生したが、そんな事態になれば防衛は破られ、ナ

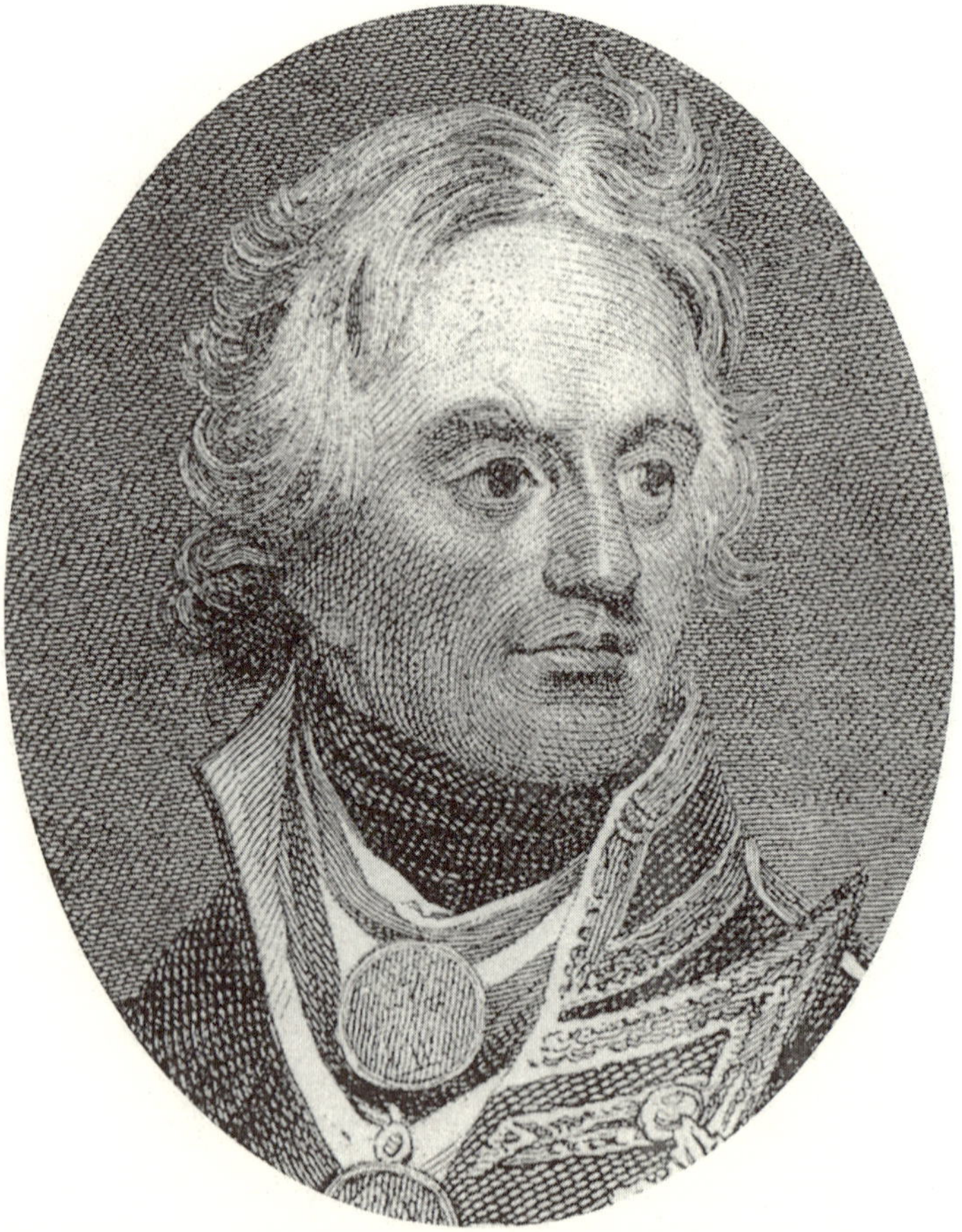

ホレーショ・ネルソン（1758〜1805年）はイギリスで最も偉大な司令官であり、帆船時代の海軍の優位に結びついた国民的英雄である。18世紀末のネルソンの華々しい勝利の時代から19世紀初頭までに、イギリス海軍にとって壊血病は脅威でなくなった。

ポレオンに侵攻を許していただろう。だが、壊血病を退治できたのでイギリスの戦艦は任務を放棄せずにすみ、ナポレオン海軍の大部分は戦争中ずっと六カ所の港に封じ込められていた。封鎖によって本国と植民地間の商売や連絡は混乱し、フランス経済は大打撃を被って戦争遂行力を弱めた。それに対して、イギリス経済は、戦争中は一進一退だったが、産業革命のうねりとともに輸出入が盛んになると一段と強さを増した。イギリス海軍は七つの海を自由に航行して自国の植民地経営を保護し、敵対国の孤立と窮乏化を進めた。

一九世紀初頭になるとイギリス海軍のレモン消費量は年間五万ガロン（約一万一〇〇〇リットル）になり、レモンはフランスやスペインの封鎖を逃れた数少ない地中海地域マルタの海軍基地から運ばれたものがほとんどだった。一七九五年から一八一四年までにレモン果汁一六〇万ガロン（約三五万リットル）が海軍の船に支給された。果汁はオリーブ油を塗った樽に固く栓をして貯蔵された。長期保存には完全とはいえないが壊血病を悪化させない程度にアスコルビン酸を保つことができた。新鮮なレモンに塩をつけ、紙にくるんで軽い木枠に貯蔵するか、海水またはオリーブ油に漬け、船の上では料理人か船医助手が絞ってグロッグに入れた。一七九五年から数年間は艦隊や船の求めに応じて支給した。しかし、一七九九年に艦隊の内科医トマス・トロッターが説得し、ギルバート・ブレーンも相変わらず声高に主張していたことから、海軍の全船舶に正式に支給されることになった。レモンは高価だったがその見返りは費用を補って余りあった。

レモンを飲むようになってからイギリスの船乗りの健康はたちまち素晴らしい変化を見せた。たとえば、アメリカ独立戦争の九年間に病気で入院した水兵は毎年平均で四人に一人だったが、一七九五年からの九年間ではおよそ八人に一人に激減した。海軍史家クリストファー・ロイドとジャック・クールターは、ハスラー病院で扱った熱病と壊血病について興味深い比較をした。一七八二年に壊血病の罹患者は一〇〇〇人につき三二九人であり、熱病の罹患者は一一二人だった。しかし、一七九九年には壊血病の入院患者は一〇〇〇人につき二〇人と激減したのに対し、熱病は二〇〇人と微増した（一九世紀初頭には船内の衛生状態が改善されたため熱病も減少傾向となった）。一九世紀を迎える前にイギリス海軍の病院では壊血病は二パーセントを切るまでになった。ブレーンは「熱病を減少させた方法などの原因がいろいろあるようにレモンの何が良かったかを特定するのは難しいかもしれない。しかし、一七九六年以降壊血病は軍艦と海軍病院ではほぼ姿を消しかけている」と数十年後に書いた。一九世紀初めには壊血病が海軍の恒常的な海の病気リストには入っていなかった。ジェームズ・リンドがハスラー病院を退き、後継者となった息子のジョン・リンド博士は一八一五年に、戦争の最後の四年間に扱った壊血病は二件のみだったことをブレーンに報告した。トロッターは、「海軍に入隊した当時は二カ月の航海で一〇〜一二人を壊血病で葬り、病院では五〇人が当たり前だった」のに、「今では壊血病はすぐに治療できるようになった」と一八〇二年に記した。

イギリス海軍が優位に立ったネルソン時代の艦隊の事情は、一七八〇年にリンドがハスラー病院で何千人もの海峡艦隊の水兵の治療に当たっていた二〇年前とは雲泥の差だった。海峡艦隊は「壊血病と熱病で溢れ、二カ月半航海しただけで海を守れなくなった。艦隊のこの状況と一八〇〇年の海峡艦隊の状況を改めて比べ、レモン果汁を十分に与えられた一八〇〇年の艦隊は新鮮な食糧の補給がなくても四カ月間海を守り、壊血病患者も出なかった」とブレーンは記す。「ゆえに一七九六年は海軍保健史における画期的な年だといえるかもしれない」と大分控え目に述べた。

一八五三年、ジョージ・アンソンの航海に関する物語の復刻版の序文で、編集者は壊血病との恐ろしい戦いについて述べた後「アンソン艦隊の船員を追い詰め、何万人、何十万人もの水兵の命を奪った破滅的な病は、幸い現在では官民を問わずイギリスの船舶ではめったに見られない」と書いた。「船内の清潔、気温、通気に気をつけ、とりわけライムなどの果汁を自由に摂取し、手に入る限りなるべく新鮮な肉と野菜を多くとるようにすれば、完全ではないが壊血病をほぼ根絶できた。現在では注意を怠らない限り壊血病が現れることはめったになく、惨状を目の当たりにした経験者の苦い思い出になったと言えるかもしれない」と記した。壊血病の克服が明暗を分けた海戦、フランス革命やナポレオン戦争の結末に与えた影響を数字で示すことは難しいが、それが重要な役割を果たしたことは確かである。壊血病の克服によって封鎖が可能になり、その間に経験を積んだ水兵が次々に死ぬのが避けられた。ブレーンの計算では、アメリカ独立戦争中のイギリス水兵の高死亡率が二二年に及んだフランスとの戦争中にも続いていたらイギリス海軍の水兵は底をついていたことになる。「船乗りがいなくなれば、いくら法外な報奨金を払っても人は集められない。一八一三年の死亡率が一七七九年当時と同じだとすれば実際の死者の数は毎年六六七四人上回る計算になる。

積算すると二〇年後には一三万三四八〇人になる。これは戦争末期に雇われた船乗りと水兵の総数に匹敵する」とブレーンは述べた。壊血病が通常の発症率で水兵を間引いていたら、イギリス海軍の兵力はフランスとの長引く戦争や封鎖任務の重圧に十分対応ができなかっただろう。当時人口はイギリスの約九〇〇万人に対し、フランスは二五〇〇万人を超えていた。ナポレオン戦争後に軍医ロバート・フィンレイソンは「経験豊富な士官は、壊血病を抑えられなければフランスの海軍力を壊滅した封鎖手段は続けられなかった、という」と著書で述べた。

最悪の海の病気は徹底して克服され、ブレーンの勧告が実行されてわずか数年で海軍では壊血病は恐怖でも悲惨でもなくなった。壊血病はレモンが手に入らない場合か、長い航海の途上で不足した船でときどき発生したが、かつてのように世界を震撼させた病気ではなくなった。壊血病は克服されたのである。

フランス革命とナポレオン戦争中に起きたすべての戦いで、イギリス海軍はフランスを破った。イギリス兵は病気にならず、海上にいる時間が長くなっても訓練でも経験でもフランス兵に勝っていた。イギリスの士官は多くが貴族出身者だが、フランスでは多くの貴族が革命中に殺されるか亡命したので経験豊かな士官が足りなくなった。生き残った士官と乗組員はイギリスによって港に封鎖されて海の実戦を積めなかったので、いざ海戦となってもフランスはやられっぱなしだった。イギリス海軍には優秀な士官と厳しい規律があり、乗組員は敵船を奪えば賞金を手にしうる期待もあったので士気は高かった。イギリス軍の正確な砲術に対抗するには数の上での圧倒的優位が必要であったので、トラファルガーの海戦のスペイン船にはカディスの貧民街からかき集められた水兵たちがいた。だが、海上の揺れる船上での射撃経験が全くない砲手たちも多く、艦隊にはチフスが蔓延していた。スペイン人船長はフランス人提督の指揮命令下に置かれたことに不満だった。ネルソン提督の革新的戦術を別にしても、連合艦隊が破れたのは驚くに当たらなかった。

ブレーンは「とはいえ、思慮ある人間なら傷病者の介抱を政策、人道、経済と同等に考えたはずだ。船乗りは意識をもつ生き物であり、同胞であるだけでなく不可欠な機械とも考えられたのだろう」と賢明にも指摘した。もし戦力となっている船を操る「機械」や銃砲が破損するか故障して使用不能になれば、戦力は本来の力を出し切れずに敗北するだろう。同規模の二隻の軍艦が戦うとして、一方の軍艦の乗組員は元気溌剌《げんきはつらつ》で力強くて士気も高く、他方の軍艦の乗組員は三分の一が衰弱して壊血病に罹っていたとすれば、結果は想像するまでもない。

フランス軍もスペイン軍も柑橘類が壊血病に効くことを知っていたのに組織的に治療を行う政治的意志が欠けていた証拠がある。たとえば、スペインの軍医ドン・アントニオ・コルベッラは一七九四年にモンテビデオの病院で壊血病を治療した経験について書いている。カディスから来た船の「全員が壊血病になり、床に倒れても起き上がれず、手を貸さないと食事もできなかった」ほどだ。コルベッラは「腸内に発生した腐敗物除去に下剤を処方」し、また「各人の体力に応じて……多量のレモネードかレモン汁を使った」。この船の船医には航海中に船員を手当できる者がなく、入港してやっと病院で「この恐ろしい病気を退治して不幸な船員たちを救い、航海が続けられた」。イギリス海軍で壊血病を撲滅したような根本的な制度改革を両軍が行わず、その恩恵に浴せなかったフランスとスペインの船員は長い航海で相変わらず壊血病の惨禍を被った。

何百年も続いた食糧や船医教育のあり方を変える政治的意志がなければ、どの国も大掛りな治療はできなかっただろう。ナポレオンは優れた戦略家だったが、地上戦ばかりに目が向き、海軍への関心は主に兵力輸送とイギリスの資源獲得を妨害する手段としてだった。もしナポレオンが陸軍組織を改編したようにその戦略意図を海軍改革へ向けていたら、連合艦隊は数多くの小戦艦や軍艦にしてももっとよく動けたはずである。ところが、イギリス侵攻に関しては大陸封鎖を破ってイギリス海峡の制海権を握ることだけに頼っていた。それはイギリス海軍が失敗しない限り無理だった。

封鎖のために連合艦隊の大部分は近くの港やその周辺で時間をつぶし、長い航海に出ることもなく、壊血病に見舞われることもまずなかった。一八〇五年、ピエール・ビルヌーブの艦隊が大西洋を逃げ帰ったときのように、航海に出ると相変わらず壊血病などの病気が乗組員を苦しめた。ナポレオンは海軍にイギリス船の航行と港の封鎖作戦を立てさせたことはなかったので、壊血病の治療は海軍の戦略にほとんど具体的な影響を与えなかっただろう。歴史家リチャード・ハーディングは『海軍力と海戦、一六五〇～一八三〇年（Seapower and Naval Warfare, 1650-1830）』の中で「大型戦艦に相応しい通商封鎖に乗り出すことは実際的な問題が大きすぎて妥当とされなかった。その通商封鎖でイギリスだけが国家の存立――自国の通商と域内統合の防衛――に欠かせない政策を遂行したのだろう。だから、イギリスは封鎖できる手段を考え出す政治的意志を持っていたのである」と書いている。ボールはイギリス側のコートにあった。壊血病の治療法を探究しないと悪い結果を招くということは――敵国の港を二〇年も首尾よく封鎖し続けることは不可能――イギリスだけが請け負ったのではないはずだ。壊血病の治療は国家の存立そのものに大きな利益を与えたからである。

イギリスが一五年早く壊血病の治療法を発見していたらどうだったろう。クックが二回目の航海から戻ったとき、柑橘類の果汁はよく、麦芽汁の効果には疑問があるという証拠が説得力を持っていたとしたらどうだったか。一七九五年以降、死傷者数の減少と水兵の健康や体力の回復によって戦艦二隻は「前の時代の三隻分の戦闘能力がある」とブレーンは一九世紀初めに述べていた。「当時は二カ月半以上も海にいると壊血病のために任務が遂行できなくなるので、ほぼ同等の兵力の艦隊と交替しなければならなかった」と記した。ブレーンが述べた前の時代とはアメリカ独立戦争を含む時期で、すでに見たように、この時代、海峡艦隊はとくに壊血病の修羅場となっていた。この戦争とナポレオン戦争の間はわずか一〇年である。海軍史研究家クリストファー・ロイドとジャック・クールターは「海軍事情は、医学的見地からすると、一七七八年(恒常的に戦争状態だった)から一七八三年までは非常に悪く、それがイギリス敗北の一因だった」と結んでいる。

その当時、麦芽汁ではなくレモンが公式の抗壊血病剤だったらアメリカ独立戦争の結果はどうなっていただろう。イギリス海軍が壊血病に妨げられず、フランスとスペインがアメリカ植民地の側についたとしても、戦力では三分の一しかないアメリカはイギリスから独立できただろうか。ナポレオンに対するイギリス海軍の封鎖の潜在力についての具体例には説得力がある。歴史家ポール・ケネディは『イギリス海軍力の盛衰（The Rise and Fall of British Naval Mastery）』で、一七七八年にイギリスが対フランス封鎖を実施しないと決断したことについて、それは壊血病の問題をまず解決しないと実行できなかったのだが「ワシントン支援のために西インド諸島での妨害目的で派遣されたフランス軍艦が自由に出ることを許し……イギリス軍艦の損耗を防ごうとしたことは、海軍の制海権の確立という問題を遠くの海に移転したに過ぎない」と述べている。イギリスがフランス革命からナポレオン戦争時代にかけて圧倒的な規模の海上封鎖を維持していたら、一七八一年にフランスの大艦隊はカリブ海を自由に航行してチェサピーク湾沿岸のワシントン軍の支援に向かえなかっただろう。軍艦二八隻と何千人ものフランス兵の重圧がなければ、チャールズ・コーンウォリス将軍は一〇月一九日にヨークタウンで降伏してアメリカ植民地の独立を請け負うことはなかっただろう。ケネディは「イギリス海峡、ジブラルタル沖、西インド諸島、ヨークタウン沖でのフランス海軍の武力介入は、イギリスがアメリカ独立戦争で勝利を得られなかった大きな要因だった」と述べている。

一七九五年にイギリスがギルバート・ブレーンの賢明さとがんばりのおかげで壊血病を克服して、その後ナポレオンに勝利したとは反対に、アメリカ独立戦争の際に一三の植民地と反イギリス同盟軍が勝利したのは、ジョン・プリングルが尊大で、プライドに固執し、あるいは故意に目をつぶって効果の乏しい抗壊血病剤をイギリス海軍に推奨し、そのために壊血病が蔓延して海軍の戦力が低下したためであるともいえるだろう。

イギリスはアメリカ人の独立への決意や戦略を無視してまでアメリカを手放そうとしなかったのではないと歴史家は指摘している。たとえば、ケネディは渋々だが「一七七八年当時、北アメリカには五万以上の部隊があったが、個々の部隊は弱体化していた……仮に反乱軍の主力が全滅しても、地理的にも兵站面からもああいう劣悪な環境では、人口が多く、資源豊かな、怒れるアメリカ人を支配し続けることには困難があった」と述べている。アメリカにおける戦争はイギリスにとっても悪夢だった。広大な大西洋を挟んで陸海両軍への先の見えない資材供給を続けなければならない。ほかにも、イギリス艦隊は七年戦争後の疲弊の影響を受けていた。また、アメリカ独立戦争では今までの戦争とはちがい、フランスやスペイン占領を目指す他のヨーロッパ諸国と同盟して戦ったわけではない。アメリカ人は祖国の独立のために戦ったのであり、イギリスの軛《くびき》から脱しようとする植民地の人々の意志をいつまでも抑えつけることは難しかった。

歴史上、壊血病が世界の動きにここまで影響を及ぼした時期はなかった。平和な時代になって壊血病の治療の秘密は海軍や商人の間に瞬く間に広がった。船員はつねに船を次々に移り仲間に伝えるからである。しかし、ヨーロッパが戦争に沸き返っていた一八世紀末、イギリス海軍が組織をあげて壊血病の治療法を発見しその実施に踏み切ったことは世界史の流れを変えた。

世界の動きに与えた衝撃の大きさからすれば、水兵に毎日レモン果汁を与えたブレーンの処方はこの時代における最大の医学的かつ社会的、軍事的進歩だったといえる。ナポレオン敗北後、イギリスはヨーロッパ最大の大国となった。この間にイギリスは一気に政治的、経済的支配の頂点にのぼりつめ、この時代の唯一の超大国となって「イギリスの平和」を築いた。イギリス海軍は世界最強の艦隊となり、壊血病の脅威はすでになく、世界の海は商業へ、旅行へ、探検へと開かれていた。ヨーロッパで商業や旅行が平常に戻ると、壊血病の治療法に関する知識はたちまち広まった。それは世界の繁栄に欠かせない展開だった。遠洋航海での船乗りの死亡率が低下したことで航海の人手や積荷にかかる費用が大幅に減った。壊血病のために港に船を釘付けにする必要がなくなり、一九世紀になると世界貿易は拡大し産業革命を刺激した。医学上の論証は、長い間臨床研究を軽んじてきた学説偏重から少しずつ離れ始めた。そして、世界中で多くの人命が救われた。壊血病が消え、その結果、航海の長期化は、一九世紀を通じて繁栄したイギリスが支配する世界貿易および通信網構築の要となった。

ほかにも、信号の標準化、船底の銅包板、海軍の正確なクロノメーターを使用した経度計算など、ネルソン時代の技術革新の多くは船乗りの健康改善がなければほとんどなかっただろう。ブレーンは、こうした進歩は「人類、とくにわれわれが生きる時代と国家の知的向上のために名誉なことだが、レモンの支給がなければ大きく躓《つまず》いていただろう」と記した。正確に経度が測れ、ずっと海にいられても、そのために水夫たちが死んだら何にもならない。商船の大型化で物資の大量輸送と長期航海が可能になっても水夫が健康でなければ何になるというのだろう。

イギリスがナポレオン支配下のフランスを破り、その後、貿易を拡大して世界の超大国にのし上がれたのは、もちろん壊血病の克服だけが要因ではなかった。歴史学者は一九世紀にイギリスを優位に導いた地理、天然資源、租税制度、政治、そして経済力など複雑に絡み合ういくつもの要因を研究してきた。だが、壊血病の克服は過小評価されており、これが基礎となってさまざまな業績が築かれたことへの言及は少ない。歴史家S・R・ディックマンは「大英帝国は柑橘類の種から花開いたと言えるかもしれない」と述べている。壊血病はイギリス海軍にはびこった職業病であり、その後に世界中の水夫に広がったが、その克服の過程は今日の世界に至るまでに起こった様々な出来事と深く連関している。

結び

謎の解明

壊血病の克服がイギリス海軍にもたらした計り知れない利益を、ジェームズ・リンドもジェームズ・クックも生存中に見ることはできなかった。クックは自分の船で見事に壊血病の発生を食い止めたが、抗壊血病剤については曖昧な報告書を残し、後にジョン・プリングルはアメリカ独立戦争中にそれを利用して時流に乗った無駄な治療法で問題に対応した。さらに、壊血病を克服したのはクックの手柄と誤解され、リンドの学説は認められたことがなかった。リンドの生前の姿ははっきりせず、それほど評判は高くなかったのだろう。国家から栄誉を称えられたことはなく、王立協会の会員にも選出されなかった。リンドは洞察力のある二、三の弟子を除いて、世間から無視され、忘れられた存在だった。しかし、二〇世紀半ばになるとリンドは海軍の衛生の基礎を築いた人物と見なされ、壊血病問題を解決したのはリンド一人であると主張する人や、リンドはなぜ柑橘類が壊血病に効くのかをも理解していたと主張する人すら出てきた。リンドがそれらに該当しないことははっきりしているが、今日では、リンドの人格と業績に関する公平な評価が彼の成功と失敗の両面に光を当て、壊血病の謎の解明にリンドの全面的な寄与があったことを否定できなくなった。彼が

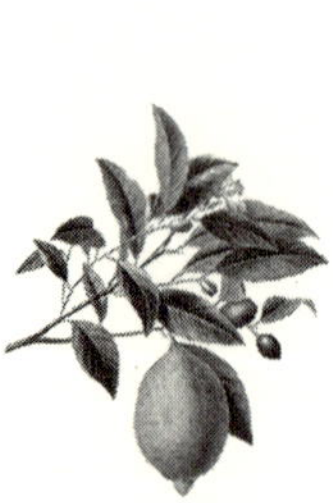

研究した当時の考え方や学説の傾向は非常に複雑で、これを打破するには一人の人間の力ではとうてい無理だった。リンドが当時の支配的な学説に反し注目されないと分かっている学説をひるまずに主張し続けたことは、彼が正直で強い性格の持ち主であったことを示している。基礎としてのリンドの業績と太平洋で壊血病を克服したクックの意気込みがなければ、ブレーンはほとんど知識を得ず病気の根絶に尽力することはできなかっただろう。

ブレーンの死から数十年後、彼がイギリス海軍の壊血病の根絶に貢献して半世紀以上が過ぎたころ、ヨーロッパに再び壊血病が現れた。壊血病はまだ完全には理解されていなかったのだ。一九世紀半ば、西インド諸島のイギリスの農場では柑橘類の一種のライムが取れ、好きなだけ確保できたので地中海産レモンの代わりにライムが使われた。東インド会社の商船員はアジアからの帰路に風とメキシコ湾流に乗って大西洋を横断することがよくあり、西インド諸島で買い込んだ大量のライムを積んだため「ライムジューサーズ」と呼ばれていた（一八五四年の商船法では、民間の船に乗るイギリス船員はすべて抗壊血病剤の支給を受けることとされ、それはふつうライム果汁を意味した）。後にはイギリス人に「ライミー」というニックネームがついた。しかし、二〇世紀まで分からなかったが、西インド諸島の酸っぱいライムの抗壊血病剤としての質は地中海産レモンよりかなり劣っている。ライムに含まれているアスコルビン酸はオレンジやレモンの約三分の一しかなかった。

一九世紀半ばになると、ライムジュースが大量生産されて海軍で使用されるだけでなく商船でも使われ、アメリカ、ヨーロッパへ積み出された。だが、商品は厳しい管理はされずに長期間タンクに貯蔵されて質が劣化し、それが熱処理され、瓶詰め作業の過程で銅パイプを通ったものが市場へ出ていった。ライムとレモンは交互に使われ、レモンジュースと粗悪なライムジュースとの区別はできなかった。海軍の一日のレモン摂取量である四分の三オンス（約二一ミリリットル）だけでは他に新鮮な食料を摂らない限り壊血病の予防になりにくく、同量のライムでは効果は三分の一以下に減ったので（製造過程が原因）、長い航海や探検では壊血病が再発する恐れがあった。

一八五〇年代半ばのクリミア戦争ではイギリス、トルコとともにロシアに対して共同作戦を執っていたフランス兵が重い壊血病に苦しんだ。極地の探検や南極探検でも壊血病が発生し、アフリカから南北アメリカへ向かう奴隷船でも多数の奴隷が命を落としたはずである。正確な医学的報告はないが、オーストラリアへの囚人護送船でも日常的にあり、結核、黄熱病、各種伝染病、そしてマラリアでさえ壊血病と区別されにくかったかもしれない。壊血病は二〇世紀でも十分な食事を与えられない刑務所や捕虜収容所ではよく見られ、一八六一年～六五年の南北戦争のときは兵士にしばしば症状が出た。一八四八年～五〇年にかけてのカリフォルニアのゴールドラッシュでも猛威を振るい、一九世紀末のヨーロッパとアメリカの裕福な家庭の乳児にも見られた。当時は母乳ではなく瓶入りのコンデンスミルクを与えることが流行していた。離乳食にもオートミルなど穀類をつぶしたものを乳児に与えた。コンデンスミルクにビタミンCはまったく含まれておらず、くる病と誤診されることが度々あった。

帆船時代の壊血病と一九世紀に陸地で発生した壊血病が決定的に違うのは、一九世紀以降では世界の出来事に決定的な影響を及ぼすことがなかった点である。おまけに、一時的に治療法に手が届かなかったとしても治療法は一般的に知られていた。それでも、再び病気が現れたとき、病理学者、研究者、そして医師たちは改めて明確な定義を求め、興味が尽きない議論や疑問が持ち上がった。壊血病発生の度に原因となる病原体を追究する新説も出てきた。タンパク質不足、カリウム不足、病原菌の感染、酸の血中濃度、缶詰の肉、ミルクの加熱処理、腸内で自家中毒を起こすなどのプトマイン中毒*などが主張された。壊血病は全くの謎ではなくなっていたが、まだ解明されていなかった。一九世紀の科学技術では病気の原因を特定できなかった。議論は二〇世紀初頭まで際限なく続き、二〇世紀になって栄養学上の新発見によって欠乏要因の可能性が指摘され始めた。つまり、何かが欠乏して起こるというのである。

化学の進歩と科学的手法の厳密化によって学説の証明、または反証が楽にできるようになった。一九〇七年~一二年までに二人のノルウェー人研究者アクセル・ホルストとテオドル・フレーリッヒは穀類だけの餌で飼育されたモルモットが壊血病によく似た症状で死んだことを突き止めた。餌に生野菜や果物を加えると症状は消えた。人間の場合の抗壊血病剤と同じ物質と考えられた。素晴らしい成果だった。壊血病は食事で引き起こされたのだ。ほとんどの動物は体内でアスコルビン酸

*プトマインとは食品など有機物が微生物の作用により分解して変質し悪臭などを生成する現象。食中毒の一種

をつくれるので壊血病になりにくいのだが、モルモットを使ったことが幸いした。適切な実験動物が見つかったことで、生の果物や柑橘類の果汁に含まれる有効な抗壊血病因子を分離する過程が大幅に縮まった。第一次世界大戦後、壊血病とその複雑な化学処理について数多くの研究がなされた。一九三二年になってケンブリッジ大学で研究していたハンガリー人科学者アルベルト・セント゠ジェルジによって有効な抗壊血病化合物が分離された。彼はその物質をヘキスロン酸と呼んでいたが、後に「抗壊血病剤」からアスコルビン酸と改名された。一九三三年にタデウス・ライヒシュタインを主任とするスイスの研究チームとノーマン・ハワース卿を主任とするイギリスの研究チームが相次いでアスコルビン酸の分子構造を解読した。二チームとも成功だった。一九三七年にセント゠ジェルジはノーベル生理学・医学賞を受賞し、ノーマン・ハワース卿はビタミンCの研究もあってノーベル化学賞を受賞した。ライヒシュタインは商業的にアスコルビン酸の合成方法を考案し、ビタミンCは現在では安く気軽に手に入る一般的な食品添加物となっている。

知識と科学技術が結集したことで世界各地で日常生活から壊血病が根絶された。合成アスコルビン酸は一般化し、食品は冷蔵や缶詰で数カ月、数年と保存ができる。だが、合成アスコルビン酸やビタミンC強化食品が入手しやすくなっても壊血病はつねにわれわれの身近にある。食事にアスコルビン酸が欠乏すると壊血病は時と場所を選ばずに発生する。世界では何十万人、何百万人もの人びとが日常的に壊血病で苦しんでいる。旱魃、雨期、乾期、戦争や自然災害によって食糧の配給が途絶した時、そして難民キャンプである。飢餓があるところに壊血病は欠乏症として多発する。欧米の豊かな民主主義諸国でも栄養が極度に偏った食事を摂る人や、ジャンクフードばかり食べている人に症状が出ることがある。

とはいえ、一八一五年のナポレオンの敗北後、壊血病が再び世界史の決定要因になることはなかった。壊血病の世界の出来事への影響はナポレオン戦争中のフランスとイギリスの衝突が頂点だった。そのとき、壊血病は海軍全体の戦力を無にしたり、国家の生き残りを左右することもあった。一九世紀半ばに蒸気船が発達して水夫は風向きに翻弄されることも、潮流に従って遠回りすることもなくなった。港から港までの時間が圧倒的に短縮され、船員の職業病としての壊血病は永久に姿を消し歴史に埋没した。

多くの歴史家は壊血病の治療法をめぐる特異な話や、一見して簡単な方法なのに発見までにあれほど長い時間を要したことについてさまざまな意見を述べている。一九五七年にJ・J・キーヴィルは「壊血病の歴史で不思議なことは、治療法が何度も見つかったのに、効き目の作用に関する誤った学説、あるいは、死因を説明する際に絶対的要因を自分に都合よく説明して、せっかく見つけた治療法を見失った経緯である」と述べた。一九八五年にK・J・カーペンターは、学者や学説が実際の治療にどう介入したかについて意見を述べた。「ありとあらゆる科学的新説や仮説を試みた後、最終的には学説を否定して数百年前の実践的な体験に戻ったという話は傾聴に値する」という。一九三六年、F・M・R・ウォールシュは「海軍本部の幹部は敵の銃よりも有効な因子の存在と軍組織の衛生状態の改善に関心を持ち、たった四〇年後にリンドの勧告を採用した」と述べた。

たった四〇年後とはあきれる。その間に何万、何十万という人間が死に、リンドのロブの製法はとにかく効果がないとされていたのである。海軍本部は一八世紀を通して衛生問題にはまるで関心がなく、壊血病の撲滅に至るまでの紆余曲折に照らしてみればウォールシュは皮肉屋にちがいない。フランス海軍とスペイン海軍はわりあいレモンを手に入れやすく、同じように国家防衛と軍事的征服に意欲的だったにもかかわらず、結局は壊血病の問題を解決しなかった。

ギルバート・ブレーンが死去する一〇年前、壊血病がイギリス海軍の大問題でなくなって随分時がたってから彼が書き記したことには、戦争やナショナリズムを越え、時を超越した英知が表れていた。人間の努力や社会一般に言えることであろう。それは一七九五年にブレーンが、船員にレモンを毎日摂らせたことで壊血病がなくなったことに言及して残した言葉だ。「人間に関するすべての領域を見れば、人類にとってためになる進歩的知識が実益をもたらす好例がほかにもあるのではないだろうか。科学は役に立ち、有益な技に恩寵《おんちょう》と尊厳を与える。そして、人道はこの世のあらゆる徳のように、最善の策であることを証明する著しい例がほかにもあるのではないだろうか」。

付表　帆船時代の食品のビタミンC含有量

食品	含有量（一〇〇グラム当たり・単位ミリグラム）
（果物）	
レモン果汁	五〇～八〇
レモンのロブ（作りたて）	二四〇
レモンのロブ（一カ月保管）	六〇
オレンジ果汁	五〇～八〇
オレンジ	五〇
ライム果汁	二〇～三〇
グレープフルーツ	三七～五〇
パパイヤ	三〇～一二〇
モモ	一〇以下
マンゴー	一〇～五〇
プラム	一〇以下
パイナップル	二〇～六〇
イチゴ	四〇～九〇

リンゴ	一〇以下
アップルサイダー	少々
ブラックベリー	一五
ブドウ	一〇以下
バナナ	一〇以下
スグリの実	五〇～六五
（野菜）	
タマネギ（生）	五～三二
タマネギ（調理後）	二～三
ザウアークラウト（一カ月経過）	一〇
パセリ	一四〇
壊血病草	五〇～二〇〇
乾燥豆	ほとんどなし
針葉樹の葉（煎じ汁、直後）	一四～一〇〇
針葉樹の葉（発酵）	〇・五以下
ホウレンソウ	五〇～九〇
ジャガイモ（生）	一〇～三〇

ジャガイモ（調理後）	五〜一五
レタス	六〜一八
カリフラワー	七〇〜八〇
ブロッコリー	九〇〜一五〇
ニンジン	一〇以下
トマト	一〇〜四〇
米	なし
パン	なし
穀類	なし
（肉類）	
生肉	少々
調理した肉	なし
レバー	一〇〜四〇
キドニー	一〇〜四〇
（その他）	
砂糖	なし

酢	なし
コーヒー	なし
酒類	なし
糖蜜	なし
牛乳	なし
麦芽（麦芽汁）	なし（少々）

〈ヒューズ（一九五一年）、ロイドおよびクールター（一九六一年）、カーペンター（一九八六年）、クッページ（一九九四年）の研究に基づく〉

年表

一四九二　コロンブスが大西洋横断。ヨーロッパ人による探検と帆船時代の幕開け。

一四九七～九八　ヴァスコ・ダ・ガマが喜望峰を回った航海で、壊血病が発生したことが記録される。

一五一九～二二　マゼランの世界周航中、一行が重い壊血病に見舞われる。

一五三四～三五　フランス人探検家カルティエ一行がセント・ローレンス川の畔で越冬中に壊血病に罹り、インディアンに助けられて生き延びた。

一五七七　フランシス・ドレークは自らの航海人生で壊血病に遭遇した体験を記録。

一五八六　トマス・キャベンディシュが、壊血病の原因を「血液と肝臓の病気である」と主張。
一五八八　スペイン無敵艦隊が壊血病に襲われ、イギリス侵攻に失敗。
一五九一　ジョン・デービスが南太平洋を航海中、マゼラン海峡で壊血病が発生。
一五九三　リチャード・ホーキンズが壊血病の治療にレモンを使用。
一六〇一　ジェームズ・ランカスターが東インド会社の初航海において、レッド・ドラゴン号で発生した壊血病を克服。
一六〇一〜三〇年代　東インド会社の船舶で壊血病予防に「レモン水」を使用。オランダ東インド会社の水夫は柑橘類の果汁を摂り、船上に菜園をつくる。
一六〇五　フランス人船医レスカルボーが、食事の悪さが壊血病を招くと指摘。
一六三〇年代　東インド会社が柑橘類の果汁の代わりにタマリンドとビトリオール油を支給。
一六六八〜一七三八　高名なオランダ人医師ヘルマン・ブールハーフェが体液の不均衡説を提唱。
一七〇一〜一四　スペイン継承戦争。
一七一六　ジェームズ・リンドが生誕。
一七三〇年代　J・F・バッハストロムが、壊血病は欠乏の病気であり、治療に生野菜や果物を食べることを主張。彼の主張は当時流行の学説に反したことで無視された。
一七三五　リンドがハスラー病院長に就任。カルロス・リンナエウスが『自然の体系』を発表。
一七三六　イギリス人船医ウィリアム・コックバーンが、壊血病は怠惰が原因で消化を妨げている

	ためと主張。
一七三九〜四一	ジェンキンズの耳の戦争が勃発。リンドが海軍に入隊。
一七四〇〜四四	アンソン提督の航海。イギリスを出港したときは二〇〇〇人だった船員の九割が壊血病で死に、生存者は二〇〇人前後だった。この大被害からイギリスでは壊血病研究が盛んになる。
一七四〇〜四八	オーストリア継承戦争。イギリスとフランスが敵対。
一七四七	リンドはイギリス海峡のソールズベリー号で、医学史上初めて臨床栄養学的に管理された実験を行い、柑橘類の果汁が壊血病に有効であることを突き止める。
一七四九	ギルバート・ブレーンが生誕。
一七五一	アンソン卿、海軍第一卿に就任。
一七五三	リンドが『論集』発表。イギリス海軍は抗壊血病剤として強い下剤「ウォードの薬」を支給。アンソニー・アディントンが『海上壊血病試論』を発表し、海水と瀉血による治療法を主張。
一七五五	サミュエル・ジョンソンが『英語辞典』を編集・出版。チャールズ・ビセットが『壊血病論』で酒類、砂糖、米を勧める。
一七五七	リンドが『論集』第二版の『イギリス海軍水兵の健康を守るための最善策』を発表。
一七六二	アンソン卿没。リンドは海軍内での支援者を失う。
一七六三	七年戦争終結。

一七六四　デービッド・マクブライトが『実験試論』第一版を発表し、抗壊血病剤として麦芽汁を提唱。

一七六六　サムエル・ウォリス艦長指揮下の南太平洋遠征隊がタヒチで壊血病に見舞われ、有効な抗壊血病剤のテストに失敗。

一七六六～六九　L・A・ブーガンヴィルが太平洋上で壊血病に見舞われる。

一七六八　リンドが『熱帯気候でヨーロッパ人が罹りやすい病気について』を発表。

一七六八～七一　クック船長の一回目の航海。航海中に壊血病を発症させなかったが、最善の治療法については曖昧だった。

一七七二　プリングル王立協会会長は抗壊血病剤として柑橘類の果汁よりも麦芽汁を推薦。リンドが『論集』第三版を発表。

一七七二～七五　クック船長が二回目の航海。

一七七五～八三　アメリカ独立戦争。

一七七六～八一　クック船長が三回目の航海。

一七七八　アメリカ独立戦争においてフランスはアメリカに加担。イギリス海軍は壊血病を重視。プリングルに代わりジョゼフ・バンクスが王立協会会長に就任。

一七七九　クック船長がハワイで原住民に殺害される。フランス・スペイン連合艦隊、壊血病が災いしてイギリス侵攻に失敗。

一七八〇　ギルバート・ブレーンが『海上生活者の疾病に関する観察』を発表、そしてロドニー提督指揮下の西インド諸島艦隊の医師となる。

一七八一　ヨークタウンの戦いでコーンウォリス将軍はジョージ・ワシントンに降伏。

一七八二　セインツの戦いでイギリス海軍がフランスに大勝。戦いに先立ちブレーンはイギリス海軍の壊血病をほぼ壊滅させていた。ワットが蒸気機関を発明。モンゴルフィエ兄弟が気球を発明。

一七八三　リンド、六八歳でハスラー病院院長の職を退く。

一七九三～一八一五　イギリス海軍がフランス革命とナポレオン戦争を通じてフランスの港を封鎖し、侵攻を防ぐ。

一七九四　ウィリアム・ハッチンソンが壊血病の原因は塩辛い食品が原因であると主張し、治療に一日一杯の紅茶を勧める。ジェームズ・リンド没。

一七九五　ブレーン卿、水兵全員に毎日レモン果汁を支給することを主張。海軍船舶では壊血病を撲滅した。

一七九七　ナポレオン、フランス北部にてイギリス侵攻用の艀の建造に着手。

一八〇四　ナポレオンが自ら皇帝に就く。

一八〇五　トラファルガーの海戦におけるイギリスの勝利。ナポレオンのイギリス侵攻を阻止する。

一八〇八　アメリカ海軍が長い航海でのレモン果汁の支給を始める。

一八三四　ギルバート・ブレーン卿没。スペイン宗教裁判が消滅。

一八四〇年代　クリミア戦争でとくにフランス兵に壊血病が発生。

一八四七　アイルランドのジャガイモ飢饉の際に壊血病が発生。
一八四九　カリフォルニアのゴールドラッシュのときに壊血病が発生。
一八六七　世界初の清涼飲料「ローズのライムジュース・コーディアル」を発売。ライムジュースはイギリス商船の必需品となる。
一八八三　トマス・バーローが乳幼児壊血病を発見。
一九〇七～一二　アクセル・ホルストとテオドル・フレーリッヒがモルモットを使って壊血病を再現させた。
一九一二　ロンドンのリスター研究所のカシミール・フンクが食物中の不可欠な栄養素に「ビタミン」（ヴァイタル〈生命の〉アミン〈塩基性〉）と命名した。
一九三二　アルベルト・セント＝ジェルジがアスコルビン酸を分離。
一九三三　スイスの研究チームとイギリスの研究チームが別個にアスコルビン酸の分子構造を解読して合成に成功。

Vogel, Karl. "Scurvy: The Plague of the Sea and the Spoyle of Mariners." *Bulletin of the New York Academy of Medicine* 9 (1933): 459–83.

Walshe, F. M. R. "Vitamin C." *University College Hospital Magazine* (Mar./Apr. 1936): 11.

Watt, James. "Medical Aspects and Consequences of Cook's Voyages." In *Captain James Cook and His Times*, edited by Robin Fisher and Hugh Johnson. Seattle: University of Washington Press, 1979.

Watt, J., E. J. Freeman, and W. F. Bynum. *Starving Sailors: The Influence of Nutrition upon Naval and Maritime History*. London: National Maritime Museum, 1981.

Williams, Glyn. *The Expansion of Europe in the Eighteenth Century: Overseas Rivalry, Discovery, and Exploitation*. London: Blandford Press, 1966.

———. *The Prize of All the Oceans: Commodore Anson's Daring Voyage and the Triumphant Capture of the Spanish Treasure Galleon*. Harmondsworth, UK: Penguin Books, 1999.

Willmott, H. P. *Sea Warfare: Weapons, Tactics and Strategy*. Chichester, UK: Anthony Bird Publications Ltd., 1981.

Woodall, John. *The Surgeon's Mate*. London: Nicholas Bourne, 1639. Microfiche.

O'Brian, Patrick. *Men-of-War: Life in Nelson's Navy*. New York: W. W. Norton, 1995.

Purchas, Samuel. *Purchas His Pilgrimes*. Glasgow: Hakluyt Society, 1906.

Roddis, Louis H. "The Influence of Scurvy upon Maritime History." *Military Surgeon* 86 (1940): 444–52.

———. *James Lind: Founder of Nautical Medicine*. New York: Henry Schuman, Inc., 1950.

Rodger, N. A. M. *The Wooden World: An Anatomy of the Georgian Navy*. London: William Collins and Sons, 1986.

Rolleston, Humphrey Davy. "Sir Gilbert Blane, M.D., F.R.S.: An Administrator of Naval Medicine and Hygiene." *Journal of the Royal Naval Medical Service* 2 (1916): 72–81.

Scott, Sir Harold H. *A History of Tropical Medicine*, vol. 2. London: Edward Arnold and Co., 1939.

Shephard, Sue. *Pickled, Potted and Canned: The Story of Food Preserving*. London: Headline Book Publishing, 2000.

Singer, Dorothea Waley. "Sir John Pringle and His Circle." *Annals of Science* 6 (1949–50): 127–80, 229–61.

Stewart, C. P., and Douglas Guthrie, eds. *Lind's Treatise on Scurvy*. Edinburgh: Edinburgh University Press, 1953.

Stockman, Ralph. "James Lind and Scurvy." *Edinburgh Medical Journal* 33 (1926): 329–50.

Taylor, J. S. "The Founders of Naval Hygiene: Lind, Trotter, and Blane." *United States Naval Medicine Bulletin* 14 (1920): 563–628.

Trotter, Thomas. *Medica Nautica: An Essay on the Diseases of Seamen*. London: Longman, 1804.

Tunstall, Brian, and Nicholas Tracy, eds. *Naval Warfare in the Age of Sail: The Evolution of Fighting Tactics, 1680–1815*. London: Conway Maritime Press, 1990.

his Circumnavigation, 1740–1744. London: Hart-Davis, MacGibbon, 1973.

Horwitz, T. *Blue Latitudes: Boldly Going Where Captain Cook Has Gone Before*. New York: Henry Holt and Company, 2001.

Hudson, E., and A. Herbert. "James Lind: His Contribution to Shipboard Sanitation." *Journal of the History of Medicine and Allied Sciences* (Jan. 1956): 1–12.

Hughes, R. E. "James Lind and the Cure for Scurvy: An Experimental Approach." *Medical History* 19 (1951): 342–51.

Hutchinson, William. *A Treatise on Naval Architecture*. Liverpool: T. Billinge, 1794.

Keevil, J. J. *Medicine and the Navy, 1200–1900*, 2 vols. Edinburgh: E. and S. Livingstone Ltd., 1958.

Kennedy, Paul. *The Rise and Fall of the Great Powers: Economic Change and Military Conflict from 1500 to 2000*. New York: Random House, 1987.

———. *The Rise and Fall of British Naval Mastery*. London: Allen Lane, 1976.

Kippis, A. *A Narrative of the Voyages Round the World Performed by Captain James Cook*. Philadelphia: Porter and Coates, 1925.

Lloyd, Christopher. "The Introduction of Lemon Juice as a Cure for Scurvy." *Bulletin of the History of Medicine* 35 (1961): 123–32.

———. *Nelson and Sea Power*. London: The English Universities Press, Ltd., 1973.

Lloyd, Christopher, ed. *The Health of Seamen: Selections from the Works of Dr. James Lind, Sir Gilbert Blane and Dr. Thomas Trotter*. London: Navy Records Society, 1965.

Lloyd, Christopher, and Jack L. S. Coulter. *Medicine and the Navy, 1200–1900*, vols. 3 and 4. Edinburgh: E. and S. Livingstone Ltd., 1961.

Meiklejohn, A. P. "The Curious Obscurity of Dr. James Lind." *Journal of the History of Medicine and Allied Sciences* 9 (1954): 304–10.

Dickman, S. R. "The Search for the Specific Factor in Scurvy." *Perspectives in Biology and Medicine* 24 (1981): 382–95.

Fisher, Robin, and Hugh Johnson, eds. *Captain James Cook and His Times.* Seattle: University of Washington Press, 1979.

Foster, W., ed. *The Voyage of James Lancaster to Brazil and the East Indies (1591–1603).* London: Hakluyt Society, 1940.

Glass, J. "James Lind, M.D., Eighteenth-Century Naval Medical Hygienist: Part 1. Biographical Notes with an Appreciation of the Naval Background." *Journal of the Royal Navy Medical Service* 35 (1949): 1–20.

———. "James Lind, M.D., Eighteenth-Century Naval Medical Hygienist: Part 2. Biographical Notes with an Appreciation of the Naval Background." *Journal of the Royal Navy Medical Service* 35 (1949): 68–86.

Gordon, E. C. "Scurvy and Anson's Voyage Round the World: 1740–1744. An Analysis of the Royal Navy's Worst Outbreak." *American Neptune* 44 (1984): 155–66.

Gray, Albert, ed. *The Voyage of François Pyrard.* London: Hakluyt Society, 1887.

Guerra, Francisco. "Hispanic-American Contribution to the History of Scurvy." *Centaurus* 1 (1950): 12–23.

Hakluyt, Richard. *The Principal Navigations Voyages Traffiques and Discoveries of the English Nation* (1589). Reprint. Cambridge: Hakluyt Society, 1965.

Harding, Richard. *Seapower and Naval Warfare, 1650–1830.* Maryland: Naval Institute Press, 1999.

Hattendorf, John B. *Mahan on Naval Strategy: Selections from the Writings of Rear Admiral Alfred Thayer Mahan.* Annapolis, MD: Naval Institute Press, 1991.

Hawkins, Richard. *Voyage into the South Sea, in the Year 1593* (1622). Reprint. London: Hakluyt Society, 1847.

Heaps, Leo, ed. *Log of the* Centurion*: Based on the Original Papers of Captain Philip Saumarez on Board HMS* Centurion*, Lord Anson's Flagship during*

参考文献

Ackerknecht, Erwin Heinz. *A Short History of Medicine*. Baltimore: Johns Hopkins University Press, 1982.

Anson, George. *A Voyage Round the World in the Years 1740, 41, 42, 43, 44*. London: Ingram, Cooke and Co., 1853 reprint.

Beaglehole, John Cawte. *The Life of Captain James Cook*. Stanford: Stanford University Press, 1974.

Beaglehole, John Cawte. ed. *The* Endeavour *Journal of Joseph Banks, 1768–1771*. Sydney: Library of New South Wales, 1962.

———. *The Journals of Captain James Cook on His Voyages of Discovery*. Millwood, NY: Hakluyt Society, 1988.

Beasely, A. W. "Sir Gilbert Blane." *Annals of the Royal College of Surgeons of England* 67 (1985): 332–33.

Biggar, H. P. *The Voyages of Jacques Cartier*. Ottawa: Acland, 1924.

Carpenter, Kenneth J. *The History of Scurvy and Vitamin C*. Cambridge: Cambridge University Press, 1986.

Chamier, Frederick. *The Life of a Sailor*. London: R. Bentley, 1832.

Cuppage, Francis E. *James Cook and the Conquest of Scurvy*. Westport, CN: Greenwood Press, 1994.

訳者あとがき

本書はカナダのノンフィクション作家スティーブン・バウンの第二作『Scurvy: How a Surgeon, a Mariner, and a Gentleman Solved the Greatest Medical Mystery of the Age of Sail』の翻訳です。バウンの作品が日本で紹介されるのは本書が初めてですが、二〇〇二年から科学や航海の歴史に変革をもたらした事件や人物に関わる著作を次々に発表して国内外で高い評価を得ています。本書は二〇〇三年に発表されたバウンの出世作であり、カナダの全国紙『グローブ・アンド・メール』の二〇〇四年を代表する一〇〇冊に選ばれ、英語圏以外でも広く翻訳出版されました。

壊血病は紀元前にさかのぼると言われ、戦争、長期探検、遠洋航海の時などに猛威をふるってきました。柑橘類、新鮮な野菜、ある種の樹木の葉などが予防や治療効果を発揮することが経験的に古くから知られていました。しかし、その知識が広く活用されるようになるには長い年月が必要でした。本書の翻訳の際に参考として使用したケネス・カーペンター著『壊血病とビタミンCの歴史――「権威主義」と「思い込み」の科学史』（北海道大学図書刊行会　一九九八年）の訳者・北村二朗氏は「あとがき」に「ビタミンCは活性酸素消去能力をもつ生体内の重要な水溶性抗酸化作用低分子物質であることから、補酵素としての働きを有するビタミンB群などに比べると、はるかに多量を必要とします。この事実もビタミンCの研究を遅らせることになりました」と述べています。

このように壊血病の原因究明と撲滅に至るまでには長い紆余曲折があり、レモン果汁という実践的な予防策が幾度となく発見されたにもかかわらず、真実は社会制度や支配的な学説により排除され、一九世紀になってその事実が顧みられ、壊血病の原因がアスコルビン酸の欠乏であることが突き止められたのは二〇世紀に入ってからでした。科学的知識を結集して船員の職業病としての壊血病が歴史に埋没した事実は人類の進歩を感じさせ、進歩は犠牲の累積の上に成り立っていることを実感させます。

しかし、読者はすぐに気づかれたでしょうが、本書はもちろん学術書ではなく、純粋な科学史物語でもありません。科学史を題材にした海洋冒険物語です。帆船時代の必死で悲惨な人間活動を描く小説風のノンフィクションであって、バウンは世界史に与えた壊血病の影響の大きさを改めて指摘しています。

スティーブン・バウンは二〇〇二年の処女作から意欲的に作品を発表してきていますが、科学や海洋冒険のノンフィクションはとても魅力的で、日本でもファンが増えることを期待しています。

バウンは、作品を書く最大の動機は人間への興味であると述べており、死と隣り合わせになりながら運命に突き動かされるように歩む男たちの生きざまに深い人間性の一面を見て、善悪を超えた深い感動を覚えます。私は『マーチャント・キングズ』で書かれたロシア人グレゴリー・イワノヴィッチ・シェリコフには男性の圧倒的な生命の使い方を見せつけられた思いがします。また、二〇一二年の最新作『最後のバイキング――ロアール・アムンセンの生涯』は大きな注目を集めているようです。

参考までに本書以外のバウンの著作を列挙します（邦題は訳者の仮訳）。

＊『見物人と学者――博物学史の黄金時代における科学の旅人（Sightseers and Scholars: Scientific Travellers in the Golden Age of Natural History）』二〇〇二年

＊『忌まわしい発明――ダイナマイト、硝酸塩、そして近代世界の形成（A Most Damnable Invention: Dynamite, Nitrates, and Making of the Modern World）』二〇〇五年

＊『狂気、裏切り、そして鞭――ジョージ・バンクーバー船長の波瀾万丈の航海（Madness, Betrayal and the Lash:The Epic Voyage of Captain George Vancouver）』二〇〇八年

＊『マーチャント・キングズ――企業が世界を支配した時代　一六〇〇～一九〇〇年（Merchant Kings: When Companies Ruled the World, 1600-1900）』二〇〇九年

＊『一四九四年――中世スペインの血族争いで二等分された世界（1494: How a Family Feud in

Medieval Spain Divided the World in Half)』二〇一一年

＊『最後のバイキング――ロアール・アムンセンの生涯（The Last Viking: The Life of Roald Amundsen』二〇一一年

最後に本書の出版に当たり、医学用語をはじめ医療全般の監修をしてくださったＩＭＳ（イムス）グループの中村哲也理事長に感謝を申し上げます。また、編集者の中川原徹氏、および編集にご協力いただいた萩尾行孝氏のご尽力に心より感謝いたします。

著者紹介

スティーブン・R・バウン（Stephen R. Bown）

カナダのオタワ生まれ。アルバータ大学歴史学科を卒業後メディア界に身を置く。2002年から冒険家、旅行家、開拓者にまつわる歴史分野の作品を発表してきており、英語圏のほかにスペイン、ロシア、中国などでも翻訳出版され、常に注目されている。

監修者紹介

中村哲也（なかむら・てつや）

1989年、帝京大学医学部大学院修了。1991年、板橋中央総合病院院長就任。

2006年、関東・東北・北海道に複数の医療法人を有するIMSグループ理事長に就任。

2007年、板橋中央総合病院総院長となる。

現職として、アジア慢性期医療協会理事長、全国公立病院連盟常務理事、板橋中央看護専門学校、イムス横浜国際看護専門学校の校長などを兼ねる。

訳者紹介

小林政子（こばやし・まさこ）

1972年、明治学院大学英文学科を中退し外務省入省。リスボン大学にて語学研修。主に本省では中近東アフリカ局、国連局原子力課など。在外ではブラジル、カナダに勤務。

1998年外務省を退職し翻訳を志す。ユニ・カレッジにて日暮雅道氏、澤田博氏に師事。

主な訳書『神の火を制御せよ——原爆をつくった人びと』（パール・バック著、径書房、2007年）、『私の見た日本人』（パール・バック著、国書刊行会、2013年）など。

壊血病《かいけつびょう》——医学《いがく》の謎《なぞ》に挑《いど》んだ男《おとこ》たち

二〇一四年八月二五日　初版第一刷発行

著者　スティーブン・バウン

監修者　中村哲也

訳者　小林政子

発行者　佐藤今朝夫

発行所　株式会社　国書刊行会

〒一七四―〇〇五六

東京都板橋区志村一―一三―一五

TEL〇三（五九七〇）七四二一

FAX〇三（五九七〇）七四二七

http://www.kokusho.co.jp

印刷・製本　三松堂株式会社

落丁本・乱丁本はお取替え致します。

ISBN 978-4-336-05799-0